1. Auflage 2020

Copyright © 2020 Ilya Ru
Projekt www.Bauchspeck-Weg.com
www.ilyaru.com

Alle Rechte vorbehalten!

Kein Teil dieses Buches darf in irgendeiner Form ohne schriftliche Genehmigung des Autors reproduziert oder unter Verwendung elektronischer Systeme verarbeitet, vervielfältigt oder verbreitet werden.

Herausgegeben von Ilya Ru

HAFTUNGSAUSSCHLUSS

Dieses Buch, bzw. E-Book, enthält Meinungen und Ideen des Autors und verfolgt die Absicht, Menschen hilfreiches und informatives Wissen zu vermitteln. Die enthaltenen Tipps und Strategien müssen nicht zwingend zu jedem Leser passen. Es gibt keine Garantie dafür, dass sie auch bei jedem funktionieren.

Die Benutzung dieses Buches (E-Books) und die Umsetzung der darin enthaltenen Informationen erfolgt ausdrücklich auf eigenes Risiko. Der Autor übernimmt für etwaige Unfälle und Schäden, die sich beim Besuch der in diesem Buch aufgeführten Orte ergeben (z. B. aufgrund fehlender Sicherheitshinweise), keine Haftung.

Die in diesem Ratgeber enthaltenen Informationen können die Beratung durch einen Arzt oder gleichwertigen Fachspezialisten nicht ersetzen – sie sind keine medizinischen Anweisungen. Die Informationen dienen nur der Vermittlung von Wissen und können eine individuelle Betreuung bei einem Sprechstundenbesuch nicht ersetzen. Die Umsetzung der hier gegebenen Empfehlungen sollte deshalb immer mit einem qualifizierten Fachspezialisten abgesprochen werden.

Haftungsansprüche gegen den Autor für Schäden jedweder Art, die durch die Nutzung oder Nichtnutzung der Informationen oder durch die Nutzung fehlerhafter und/oder unvollständiger Informationen verursacht

67 Low Carb Frühstücks-Rezepte für Kinder und Teenager

Gesund Abnehmen mit Low Carb – Übergewicht bei Kindern und Jugendlichen bekämpfen

Ilya Ru

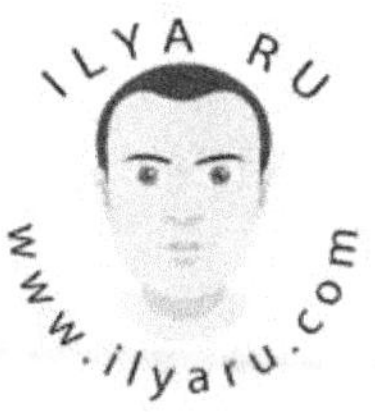

wurden, sind grundsätzlich ausgeschlossen. Rechts- und Schadenersatzansprüche sind ausgeschlossen.

Das Werk inklusive aller Inhalte wurde unter größter Sorgfalt erarbeitet. Der Autor übernimmt jedoch keine Gewähr für die Aktualität, Korrektheit, Vollständigkeit und Qualität der bereitgestellten Informationen. Druckfehler und Falschinformationen können nicht vollständig ausgeschlossen werden.

Es kann keine juristische Verantwortung sowie Haftung in irgendeiner Form für fehlerhafte Angaben und daraus entstandene Folgen vom Autor übernommen werden.

Für die Inhalte von den in diesem Buch zitierten Internetseiten sind ausschließlich die Betreiber der jeweiligen Internetseiten verantwortlich. Der Autor hat keinen Einfluss auf die Gestaltung und den Inhalt fremder Internetseiten. Der Autor distanziert sich daher von allen fremden Inhalten. Zum Zeitpunkt der Verwendung waren keinerlei illegale Inhalte auf den Webseiten vorhanden.

Die Wiedergabe von Gebrauchsnamen, Handelsnamen, Warenbezeichnungen usw. in diesem Werk, berechtigt auch ohne besondere Kennzeichnung nicht zu der Annahme, dass solche Namen im Sinne der Warenzeichen- und Markenschutz-Gesetzgebung als frei zu betrachten wären und daher von jedermann benutzt werden dürfen.

Trotz sorgfältigem Lektorat können sich Fehler einschleichen. Der Autor ist deshalb dankbar für diesbezügliche Hinweise. Jegliche Haftung ist ausgeschlossen, alle Rechte bleiben vorbehalten.

BILDHINWEIS

Du wirst dich beim Lesen dieses Buches vielleicht fragen, warum keine oder wenige farbige Fotos oder Bilder im Buch vorhanden sind. Dies hat einen erheblichen Grund, welchen ich dir gerne näher erläutern will.

Das liegt daran, dass Fotos ein bestimmter Kostenfaktor sind, den du als Leser zu tragen hättest.

Da ich meinen Lesern dieses Buch aber so günstig wie möglich anbieten möchte, habe ich mich für die reine Textversion entschieden.

Es macht am Ende auch keinen großen Unterschied, ob du Bilder im Buch hast oder nicht. Denn wie viele Ratgeber heutzutage beweisen, handelt es sich bei den meisten Bildern um Beispielbilder, die von professionellen Fotografen, Grafikdesignern oder Stylisten gestaltet wurden. All dies kostet auch Geld und der Buchpreis müsste dann in dem Fall viel höher angesetzt werden.

Aus diesem Grund habe ich mich dafür entschlossen, hier keine oder nur wenige Bilder zu verwenden.

Ich hoffe auf dein Verständnis und wünsche dir bereits jetzt viel Spaß beim Lesen und Umsetzen!

Über den Autor

Ilya Ru wurde 1985 in Pjatigorsk, Russland geboren. Sein echter Name lautet Ilya Ponoma-renko. Er gibt nie auf und vertritt die Meinung dass jeder Mensch es verdient hat, so zu leben, wie er 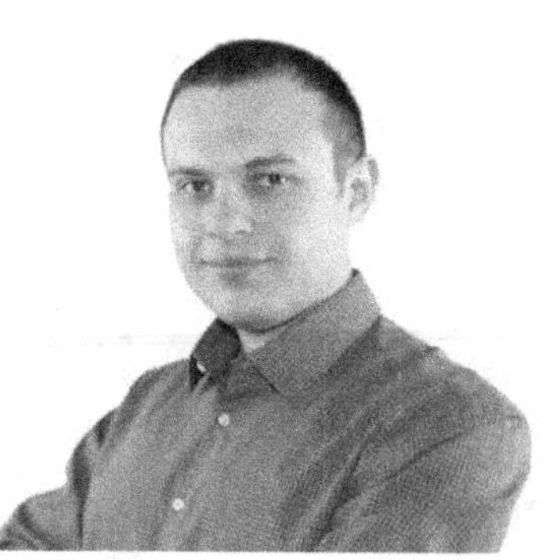 möchte. Wir haben nur ein einziges Leben und es wäre eine Frechheit die kostbare Lebenszeit für Dinge zu ver-schwenden, die man nicht mag oder hasst.

Im Jahr 2002 ist Ilya mit seiner Familie nach Deutschland ausgewandert. Er konnte kein Deutsch und hatte kein Geld.

Heute ist Ilya stolzer Familienvater und verheiratet mit der Frau, mit der er bereits seit über 10 Jahre zusammen ist. Er arbeitet als kaufmännischer Angestellter bei einer großen Firma und ist erfolgreich selbstständig im Nebenerwerb.

Außerdem hat Ilya es geschafft innerhalb von nur 90 Tagen über 27 kg gesund abzunehmen und hält sein Gewicht bis heute, ganz ohne den bösen Jo-Jo-Effekt.

Auch seine Ehe hält trotz Höhen und Tiefen seit vielen Jahren. Als frischgebackener Vater lernt Ilya täglich Neues über Kinder und das Vater- bzw. Elternsein dazu. Und natürlich ist das alles nicht immer einfach.

All das hat er mithilfe seiner Persönlichkeitsentwicklung, learning by doing und vielen durchgemachten Fehler geschafft. Das Leben ist hart, aber es gibt immer eine Lösung. Das kennt Ilya nur zu gut.

Genau aus diesem Grund hat sich Ilya das Ziel gesetzt mindestens 10.000 Menschen dabei zu helfen, ein besseres, glückliches und erfülltes Leben zu führen. Und seine Bücher sind das beste Mittel um dieses Ziel erreichen. Ilya glaubt fest daran, dass man wenn man anderen hilft auch sich selbst etwas Gutes tut und sein eigenes Leben dadurch positiv verändern kann.

Egal ob es sich um Fitness und Gesundheit, Beziehung und Liebe oder Geld und Karriere handelt. In all diesen Bereichen hat Ilya schon viele Erfahrungen gemacht und sammelt ständig neue. Er lernt viel, informiert sich ständig, tauscht sich mit anderen Menschen aus und ist immer auf der Suche nach guten und praktischen Tipps, die das Leben und die Karriere einfacher, erfolgreicher und entspannter machen können.

Seine Erkenntnisse und gesammelten Tipps, Ideen und Strategien gibt er in seinen Sachbüchern unter dem Pseudonym Ilya Ru weiter. Dabei unterstützt ihn ein kleines Team von Themenexperten, Textern, Lektoren und Grafikdesignern um möglichst gute, qualitativ hochwertige und nützliche Ratgeber und Sachbücher zu veröffentlichen.

Und wenn man seine Tipps und Ideen aus den Sachbüchern umsetzt, dann wird man sein Leben positiv verändern können. Denn von nichts kommt auch nichts!

Weitere Infos über das Projekt Ilya Ru findest du unter www.ilyaru.com.

Vorwort

Herzlich Willkommen zu diesem Ratgeber zum Thema Abnehmen für Kinder und Teenager. In diesem Buch erlernen Sie wichtiges Hintergrundwissen rund um das Thema Übergewicht bei Kindern und Jugendlichen. Ferner vermittelt Ihnen dieser kompakte Ratgeber relevante Tipps und Tricks, wie Ihr Kind erfolgreich abnehmen kann. Darüber hinaus helfen Ihnen die 67 hier vorgestellten Low Carb Frühstücks-Rezepte, die Gesundheit und Lebensqualität Ihres Kindes zu sichern.

Zuletzt ist noch wichtig, anzumerken, dass die in diesem Buch präsentierten Rezepte nicht als strikte Richtlinien zu verstehen sind, sondern dass Sie Ihrer Kreativität gerne freien Lauf lassen können. Die nachfolgenden

Rezepte stellen dabei lediglich eine Inspiration dar. Probieren Sie vielfältige Varianten aus, verfeinern Sie die Gerichte nach Ihrem persönlichen Geschmack und entwickeln Sie dadurch Ihre ganz individuellen Lieblingsrezepte, die auch Ihr Kind lieben wird.

Guten Appetit!

INHALT

Einleitung

ÜBERGEWICHT BEI KINDERN UND TEENAGERN

Obwohl die Mehrheit der Babypfunde im Laufe des Kindesalters mit dem Wachstum von selbst purzeln, ist Übergewicht ein Problem, was nicht nur Erwachsene betrifft. Übergewicht bringt dabei viele gravierende Folgen mit sich. Betroffene leiden unter ernsthaften und langfristigen Erkrankungen, aber auch soziale Auswirkungen wie Mobbing dürfen nicht vergessen werden. Die körperlichen und psychischen Folgen von Übergewicht sind schwerwiegend, weshalb Sie aktiv dafür sorgen müssen, dass Ihr Kind erst gar nicht daran erkrankt. Fragen Sie sich, wie Sie Ihr Kind beim langfristigen Abnehmen unterstützen können, um so mögliche Folgen von Übergewicht vorzubeugen.

Gemäß der KiGGS Welle 2 (2014-2017) der KiGGS-Studie des Robert-Koch-Instituts, tritt Übergewicht (inklusive Adipositas) bei Jungen und Mädchen im Alter von 3 bis 17 Jahren in 15,4% der Fälle auf, wobei die Adipositasprävalenz bei 5,9% liegt.

Doch was bedeuten Übergewicht und Adipositas eigentlich?

Übergewicht und Adipositas sind nicht dasselbe, weshalb zwischen den beiden Begriffen unterschieden werden muss. Übergewicht beschreibt einen über das normale Maß hinausgehenden Anstieg des Körpergewichts. Adipositas hingegen bedeutet, dass ein Mensch stark oder sogar krankhaft übergewichtig ist, wodurch er einen sehr hohen Körperfettanteil hat. Aus diesem Grund bezeichnet man Adipositas auch als Fettsucht bzw. als Fettleibigkeit.

Um den Körperfettanteil abzuschätzen, bedient man sich in der Regel dem Body-Mass-Index (BMI). Dieser versucht, das ideale Gewicht durch die Abhängigkeit von Körpergröße und Gewicht festzulegen. Der BMI ergibt sich aus dem Körpergewicht in kg, geteilt durch die Körpergröße in m zum Quadrat. Bei Erwachsenen spricht man von Übergewicht, wenn diese einen BMI von über 25 haben. Adipös sind Erwachsene, wenn ihr BMI bei 30 oder mehr liegt. An dieser Stelle muss angemerkt werden, dass es keine idealtypischen Maße gibt. Vielmehr werden Normalbereiche definiert, in denen das Gewicht als ideal angesehen wird. Daher sollten diese Werte auch immer kritisch betrachtet werden. Für Kinder und

Jugendliche ist es nicht möglich, starre BMI-Werte festzulegen, da sie sich noch in einer aktiven körperlichen Entwicklung befinden. Die Bestimmung, ob Kinder oder Jugendliche übergewichtig bzw. adipös sind, geschieht auf Basis von Referenzsystemen. Demzufolge sind Übergewicht bzw. Adipositas gegeben, wenn in Bezug auf eine Referenzpopulation der BMI über einem festgelegten alters- und geschlechtsspezifischen Perzentil liegt. Das bedeutet, dass ein Kind oder ein Jugendlicher übergewichtig bzw. adipös ist, wenn der individuelle Body-Mass-Index höher als der BMI eines vorgeschriebenen Prozentsatzes der entsprechenden Geschlechts- und Altersgruppe ist. In Deutschland bezieht man sich dabei auf das Referenzsystem von Krohmeyer-Hausschild. Dahingegen nutzt man in anderen Ländern vielfach das Referenzsystem der Weltgesundheitsorganisation (WHO).

Grundlagen

TOP 10 GRÜNDE FÜR ÜBERGEWICHT BEI KINDERN

Es gibt verschiedene Ursachen für Übergewicht bei Kindern. Meistens ist die Ursache eine komplexe Kombination aus mehreren Faktoren, die das Übergewicht bei Kindern verursacht.

Dabei sind die **Erbanlangen** ein wichtiges Kriterium für das Körpergewicht. Oft lässt sich beobachten, dass die Eltern oder vielleicht sogar die Großeltern eines Kindes übergewichtig sind. Das bedeutet zwangsläufig nicht, dass übergewichtige Eltern auch übergewichtige Kinder bekommen werden. Frauen mit Übergewicht bzw. Adipositas weisen jedoch ein erhöhtes Risiko auf, Babys zu gebären, die für ihr Alter zu groß sind. Die Körpergröße eines Babys gibt, im Zusammenhang mit Fettleibigkeit und Übergewicht, Rückschlüsse auf die Entwicklung des Kindes, wobei ein Risikofaktor eindeutig erkennbar ist.

Wenn eine Frau während der Schwangerschaft an Fettleibigkeit leidet, führt diese ihrem Fötus eine erhöhte Nährstoffmenge zu, wodurch sich der Hormonspiegel des Babys verändert. Das führt zu einem veränderten Wachstum und einer abweichenden Körperkomposition des Fötus. Diese Veränderung wiederum wirkt sich möglicherweise auf einen gesteigerten Appetit des Kindes aus. Anzumerken ist an dieser Stelle, dass sich eine Unterernährung der Mutter während der Schwangerschaft selbstverständlich ebenfalls negativ auf das Kind auswirkt. Die Nahrungseinschränkungen bzw. Unterernährung des Fötus durch die Mutter können nicht nur metabolische Folgen haben, sondern auch das Wachstum des Kindes beeinträchtigen. Zudem sind auch **große Essensportionen während der Schwangerschaft** eine Ursache für Übergewicht bei Kindern.

Die **Ernährung** hat einen sehr großen Einfluss auf das Gewicht und ist einer der Hauptfaktoren für die Entstehung von Adipositas bzw. Übergewicht. Jeder Mensch sollte sich gesund und ausgewogen ernähren, denn die Kalorienbilanz ist der entscheidende Faktor bei der Veränderung des Körpers. Man nimmt zu, sobald der Körper mehr Energie bzw. Kalorien zu sich nimmt, als er verbrennt. Im Gegensatz dazu nimmt man ab, indem man mehr Energie verbrennt, als man aufnimmt. Dies gilt für jeden Menschen ganz gleich welchen Alters. Kalorien setzen sich aus den drei Makronährstoffen Fetten, Kohlenhydraten und Eiweiß zusammen. Durch die Aufnahme dieser Makronährstoffe führen wir dem Körper Energie zu. Eine zu hohe Kalorienaufnahme führt also zu einer Gewichtszunahme. Eine langfristige, zu hohe Aufnahme von Kalorien führt demnach zu Übergewicht bzw. Adipositas. Auch der Verzehr von zuckerhaltigen Getränken nimmt zu. Diese sind zum einen ungesund und zum anderen voll von versteckten Kalorien.

Ferner wirkt sich auch das **Essverhalten** auf das Übergewicht von Kindern aus. Wird beispielsweise auf das Frühstück verzichtet, kann dies dazu führen, dass Kinder vermehrt zu kalorienreichen Snacks zwischendurch greifen. Spontane Fressanfälle, aufgrund von unregelmäßigem Essen von Hauptmahlzeiten, stehen in einem engen Zusammenhang mit Übergewicht. Außerdem muss man anmerken, dass sich Kinder ihr Ernährungsverhalten größtenteils bei der eigenen Familie abgucken. Eltern sollten demnach auch beim Essen ihrer Vorbildfunktion nachkommen.

Bewegungsmangel stellt neben den bereits genannten Ursachen einen weiteren Grund für die Entstehung von Übergewicht bei Kindern und Teenagern dar. Körperliche Bewegung ist unabdingbar für ein gesundes Leben. Durch körperliche Aktivität wird der Energieverbrauch angekurbelt und so die Fettabnahme angeregt. Andersherum lässt sich also deutlich erkennen, dass körperliche Inaktivität den Grundumsatz an Kalorien, den der Körper im Ruhezustand verbrennt, senkt. Dadurch steigt folglich das Risiko,

zu viel Energie aufzunehmen. Zudem bringt die Ausübung von Sport eine Vielzahl von körperlichen und psychischen Vorteilen mit sich, da sich Sport sowohl auf den Körper, als auch auf den Geist und die Seele positiv auswirkt. Der Bewegungsmangel von Kindern wird durch stundenlanges Fernsehen oder Spielen am Computer verstärkt. Dazu kommt möglicherweise noch das unkontrollierte Essen von Süßigkeiten. Zusätzlich sind Kinder und Jugendliche für Werbebotschaften von ungesunden und zuckerhaltigen Produkten anfällig. Folglich kann dies dazu führen, dass sie eine ungesunde Ernährung gegenüber einer gesunden bevorzugen, wodurch das Fettleibigkeitsrisiko ansteigt.

Darüber hinaus steht **Schlafmangel** in direktem Zusammenhang mit Übergewicht bei Kindern. Bei der europäischen IDEFICS-Studie des Leibniz-Instituts für Präventionsforschung und Epidemiologie fanden Forscher heraus, dass Schlafmangel negative Auswirkungen auf das Körpergewicht hat. In ihrer Studie erkannten die Wissenschaftler, dass die Kinder, die weniger als neun Stunden pro Nacht schliefen, doppelt so anfällig für Übergewicht sind wie die Kinder, die elf Stunden pro Nacht schlafen. Das erhöhte Risiko, durch Schlafmangel an Übergewicht zu erkranken, ist möglicherweise darauf zurückzuführen, dass Müdigkeit tagsüber zum

Bewegungsmangel führt und unkontrolliertes Snacken begünstigt.

Ferner werden viele Kinder auf unterschiedliche Art und Weise, beispielsweise durch eine Vernachlässigung durch die Eltern oder Ärger in der Schule, **Stress** ausgesetzt. Sie können oftmals nur schlecht mit diesem Stress umgehen und suchen Trost im Essen. Gestresste Kinder sind unruhig und sind unfähig, sich zu entspannen. Dadurch suchen sie Flucht im Essen.

Die letzten beiden großen Ursachen für Übergewicht bei Kindern sind **die persönliche Lebensweise** und **das Umfeld**. Die Lebensweise von Kindern spielt die wichtigste Rolle bei der Entstehung von Übergewicht, da diese neben der Ernährungsweise auch die Gewohnheiten, die persönlichen Verhaltensweisen und die psychologischen Faktoren wie das Selbstwertgefühl oder die Unruhe des Kindes umfasst. Es besteht ein Zusammenhang zwischen der Impulsivität eines Kindes und dem übermäßigen Konsum von Nahrung. Dies ist möglicherweise auf Erkrankungen wie beispielsweise ADHS zurückzuführen, wobei **Erkrankungen** grundsätzlich nur selten die Ursache für Übergewicht sind. Nichtsdestotrotz können körperliche Ursachen wie Hormonstörungen oder erblich bedingte Erkrankungen, Übergewicht positiv bedingen. Im Zusatz neigen viele Kinder zu Stressessen. Das bedeutet, dass sie emotionsbedingt essen und sich so mit ihren Gefühlen auseinandersetzen.

Die persönliche Lebensweise der Kinder umfasst dabei auch Faktoren wie die stundenlange Benutzung von Smartphones, welche wiederum zu einem erheblichen Bewegungsmangel oder zu einem Verlust der Schlafqualität führen. Ferner haben Forschungen ergeben, dass gestillte Kinder seltener zu Übergewicht neigen als Flaschenkinder.

Gestillte Babys konsumieren häufig weniger Kalorien als Flaschenbabys, da diese Fertignahrung zu sich nehmen, welche meist eine höhere Kaloriendichte aufweist. Dadurch entsteht die Gefahr, dass der BMI ansteigt. Zuletzt sei anzumerken, dass sich das Umfeld erheblich auf das Kind auswirkt. Es umfasst neben der Familie, dem Sozialverhalten und der sozialen Akzeptanz, auch das physische Umfeld inklusive der Landschaft, der Infrastruktur und dem Klima. Das physische Umfeld bezieht sich also auf die Sachverhalte, welche die Ernährung und die körperliche Aktivität beeinflussen. Als Beispiel für die Ernährung lässt sich hierbei die Verfügbarkeit von Fastfood Restaurants und von Unmengen an ungesundem Essen anführen.

Beispielhaft für die körperliche Aktivität sind Smartphones, Computer oder Fernseher, welche Bewegungsmangel begünstigen können. Ferner meint körperliche Aktivität im Zusammenhang mit dem physischen Umfeld aber auch die öffentlichen Verkehrsmittel oder Freizeiteinrichtungen.

Zusammenfassung

Zusammengefasst lässt sich schlussfolgern, dass es viele verschiedene Ursachen gibt, die Übergewicht bzw. Adipositas bei Kindern und Teenagern hervorrufen oder dies begünstigen. Oftmals entsteht Übergewicht durch ein Zusammenspiel mehrerer Faktoren. Körperliche Aktivitäten, das Essverhalten, familiäre Situationen, Schlafdauer und Stress stellen unter anderem einige Ursachen für Übergewicht dar. Diese Komponenten beeinflussen das Kind und können ausschlaggebend dafür sein, ob ein Kind an Übergewicht erkrankt oder nicht.

Wichtig dabei ist, sich darüber bewusst zu werden, dass die Eltern eines Kindes eine wichtige Vorbildfunktion haben und zu der Entwicklung einer gesunden

Lebensweise des Kindes fundamental beitragen. Das bedeutet auch, dass ein Elternhaus mit einer ungesunden Art zu leben dazu beiträgt, dass das Kind möglicherweise übergewichtig und fettleibig wird. Anzumerken ist jedoch, dass der elterliche Einfluss mit zunehmendem Alter des Kindes abnimmt. Ersatzweise prägen Gleichaltrige und andere Faktoren die Kinder in höherem Alter stärker.

Um die hier erläuterten und auch die hier nicht erläuterten Folgen von Übergewicht bzw. Adipositas vorzubeugen, sollten Sie um jeden Preis für eine gesunde, abwechslungsreiche und nährstoffhaltige Ernährungsweise Ihres Kindes sorgen. Helfen Sie Ihrem Kind dabei, gesund und glücklich durchs Leben zu gehen und setzen Sie es keiner unnötigen und vermeidbaren Gefahr aus.

Die 3 verschiedenen Körperbautypen

Es gibt drei verschiedene Körperbautypen, in die sich der Mensch einordnen lässt. Diese Körpertypen werden auch als Somatypen bezeichnet. Die Einteilung in die Somatypen lässt sich auf den Psychologen William Sheldon zurückführen. Dieser ging im Jahre 1942 in seiner Theorie davon aus, dass es zwischen dem Charakter und dem Körperbau eines Menschen eine Verbindung gibt und man dadurch Rückschlüsse vom Körperbau auf den Charakter ziehen kann. Heutzutage ist Sheldons Theorie widerlegt, wird jedoch für eine grobe Einteilung der Körpertypen immer noch verwendet. Besonders beliebt ist William Sheldons

Theorie bei der Erstellung von Trainings- und Ernährungsempfehlungen, da sie einen ersten Anhaltspunkt liefert. Die Unterschiede im menschlichen Körperbau deuten außerdem auf unterschiedliche Stoffwechselprozesse der Menschen hin. Zudem soll auch die Potenz des Muskelaufbaus, je nach Körperbautyp, variieren. Im Folgenden werden die drei Körperbautypen zusammenfassend erläutert.

Der **Ektomorph**, auch der Schmale genannt, weist einen sehr schlanken und großen Körperbau auf. Er hat einen kurzen Oberkörper, wodurch seine Arme und Beine lang wirken. Seine Hände und Füße sind zart und auch sein Brustkorb und seine Schultern sind schmal. Der Ektomorph hat eine eher schlechte körperliche Haltung. Im Gegensatz dazu ist seine Stoffwechselaktivität erhöht. Das bedeutet ferner, dass es ihm schwerfällt, Gewicht zuzunehmen und Fett im Körper einzulagern. Aus diesem Grund besitzt er auch keine unangenehmen „Problemzonen". Der Ektomorph wird mit einer größeren Toleranz an Kohlenhydraten in Verbindung gebracht, wodurch dieser mit einem hohen Anteil an Kohlenhydraten in seiner Nahrung am besten klarkommt.

Der **Mesomorph** hat einen athletischen Körper. Charakteristisch für diesen Körpertypen ist ein langer Oberkörper, wodurch seine Arme und Beine eher kurz wirken. Er hat große Hände und Füße und breite Schultern. Der mesomorphe Körpertyp kennzeichnet sich bei

Männern durch eine V-Figur und bei Frauen durch eine Sanduhr-Form. Der Mesomorph hat eine mittlere Knochenstruktur und einen muskulösen Körperbau. Seine Körperhaltung ist gut. Tendenziell fällt es ihm leichter, Muskeln aufzubauen. Dadurch besitzt er einen geringeren Körperfettanteil, wobei er Fett, bei langer Inaktivität, überwiegend in seiner Körpermitte einlagert.

Der **Endomorph** ist das komplette Gegenteil des Ektomorphs. Er zeichnet sich durch einen höheren Anteil an Körperfett aus, wodurch dieser auch leichter an Gewicht zunimmt und dadurch mehr wiegt. Sein Körperbau ist rundlich, weshalb seine Arme und Beine kürzer sind. Der Endomorph besitzt eine breite Knochenstruktur und seine Muskeln wirken weich. Durch seine hohe Fettspeicherung, lagert er Energie in Form von Fett und Muskulatur einfach ein. Es ist durchaus möglich, dass der Endomorph eine niedrige Toleranz gegenüber Kohlenhydraten hat und dadurch mit einem höheren Fett- und Proteingehalt auskommt.

Zusammenfassung

Die drei verschiedenen Körperbautypen werden auch als Somatypen bezeichnet. Ihre Einteilung geht auf den Psychologen William Sheldon zurück. Sie geben einen guten ersten Anfangspunkt in Bezug auf die Ernährung und das Training eines jeden Menschen. Außerdem ist der Körperbautyp ausschlaggebend für die Entwicklung des menschlichen Körpers.

Die meisten Menschen lassen sich dabei jedoch nicht nur einem dieser Typen zuordnen. Die Reinform tritt nur sehr selten auf und die große Mehrheit der Menschen sind Mischformen. Dabei neigt jeder Mischtyp selbstverständlich zu einem der drei Körperbautypen stärker und zu einem anderen weniger stark. Zusätzlich ist die Ausprägung eines jeweiligen Typs abhängig vom

Trainingszustand einer Person.

Der Körperbautyp kann aufgrund des Körperbaus, der Größe und des Gewichts, der Dicke der Haut und der Knochenbreite, sowie durch den Bein- und Armumfang bestimmt werden. Bei der Bestimmung der Körperbautypen kann ein Sportmediziner helfen. Das Wissen um den Körperbautypen kann einem später nicht nur bei der Erstellung eines Trainingsplans für das Krafttraining helfen, sondern ist zudem für die bessere Abstimmung eines Ernährungsplans hilfreich.

Top 9 schlimme Folgen von Übergewicht bei Kindern & Teenagern

Übergewicht bei Kindern und Teenagern wirkt sich nicht nur auf die Physis, sondern auch auf die Psyche aus und beeinflusst so die Entwicklung des Kindes maßgeblich. Die Bundeszentrale für gesundheitliche Aufklärung hat Krankheiten und Symptome publiziert, welche bei Kindern und Teenagern mit enormem Übergewicht wiederholt auftreten. Diese werden im Folgenden näher erläutert.

Blutzuckerstörungen oder **Diabetes Typ 1** sind häufige Folgeerkrankungen von Kindern mit Übergewicht, welche oftmals bereits während der Kindheit oder im Jugendalter auftauchen. Aus diesem Grund wird der Diabetes Typ 1 auch als juvenile (jugendliche) Diabetes bezeichnet. Diabetes Typ 1 ist eine Autoimmunerkrankung, bei der das eigene Immunsystem der Betroffenen die körpereigene Produktion von Insulin in den Beta-Zellen angreift. Dadurch werden die Zellen im Körper, die Insulin produzieren, zerstört. Die Betroffen können nur noch wenig oder gar kein Insulin produzieren, woraus ein totaler Insulinmangel resultiert. Diabetes Typ 1 wird also durch einen absoluten Mangel an Insulin verursacht. Die Krankheit führt zu einem drastischen Anstieg der Blutzuckerwerte. Leider gibt es bis heute noch keine Heilung gegen die Krankheit, weshalb sich Betroffene ein Leben lang Insulin injizieren müssen.

In seltenen, aber immer häufiger werdenden Fällen, erkranken Kinder auch am **Diabetes Typ 2**, welcher normalerweise erst bei Erwachsenen nach dem 40. Lebensjahr auftritt. Schätzungen zu Folge erkranken jährlich etwa 200 Kinder im Alter von zwölf bis 19 Jahren an Diabetes Typ 2, wobei die Tendenzen steigend sind.

Eine weitere drastische Folge von Übergewicht ist **Bluthochdruck**. Bluthochdruck kann ferner Auslöser weiterer gefährlicher Folgen sein. Unter anderem kann dieser Herzinfarkte, Schlaganfälle oder Nierenschäden verursachen. Zudem schädigt Bluthochdruck dauerhaft wichtige Organe des Körpers, was lebensbedrohende Erbkrankheiten zur Folge haben kann.

Darüber hinaus ist eine **Fettleber** die häufigste chronische Erkrankung der Leber innerhalb Deutschlands. Die Mehrheit der Betroffenen erkrankt an einer Fettleber zwischen dem 40. und dem 60. Lebensjahr, jedoch können auch Kinder und Teenager bereits in jungen Jahren an einer Leberverfettung leiden. Diese nicht-alkoholischen Fettleberschäden können schwerwiegende Folge mit sich ziehen. Bei einer Fettleber lagert sich Fett vermehrt in der Leber ein. Sie entsteht in den meisten Fällen aufgrund eines ungesunden Lebensstils, durch die Einnahme von Medikamenten oder tritt als Begleiterscheinung von vorherrschenden Erbkrankheiten auf.

Ferner erhöht Übergewicht die kardiovaskulären Risikofaktoren, wodurch Ihr Kind Gefahr läuft, an **Herz-Kreislauf-Erkrankungen** im Erwachsenenalter zu leiden. Diese Herz-Kreislauf-Erkrankungen umfassen unter anderem Schlaganfälle, Herzinfarkte und auch Blutsgefäßverengungen (Arteriosklerose).

Eine weitere gefährliche Folge von Übergewicht bei Kindern und Teenager sind **Gelenkschäden**. Diese führen zu Schmerzen in Knie- und Hüftgelenken und können sogar Fehlstellungen bewirken. **Verschleißerscheinungen** in den Gelenken (**Arthrose**) treten insbesondere bei einer Überlastung der Gelenke auf. Infolgedessen entstehen im Knorpel kleine Risse, welche sich mit zunehmendem Übergewicht vergrößern. Daraufhin nutzt sich der Knorpel ab und verschwindet. Dieser Vorgang ist irreversibel.

Weitere drastische Folgen sind **Atemstörungen beim Schlafen** und **asthmaähnliche Leiden bei körperlicher Belastung.** Zusätzlich darf nicht vergessen werden, dass übergewichtige Kinder und Teenager leider sehr oft unter **Mobbing** leiden. Dadurch verringert sich ihr Selbstwertgefühl, was folglich oft depressive Nachwirkungen hat.

Zusammenfassung

Zusammengefasst sei nochmals anzumerken, dass Übergewicht bzw. Adipositas bei Kindern und Teenagern zahlreiche gesundheitliche Probleme und Erkrankungen zur Folge haben kann. Diese Erkrankungen sind nicht immer körperlicher Natur, sondern können auch psychisch sein. In beiden Fällen schränken die Folgen von Übergewicht die Lebensqualität des Kindes stark ein. Das Kind fühlt sich nicht nur unwohl im eigenen Körper, sondern ist zudem stark in seiner körperlichen Leistungsfähigkeit eingeschränkt. Einige dieser Folgeerkrankungen von Übergewicht sind Diabetes, Bluthochdruck, Verschleißerscheinungen, Atemstörungen und Mobbing.

Darüber hinaus können die Folgeerkrankungen von

Übergewicht bzw. Adipositas sehr gefährlich für die Betroffenen sein. Beispielhaft hierfür ist die Krankheit Diabetes, mit welcher die Erkrankten ein Leben lang zu kämpfen haben, da sie sich täglich Insulin spritzen müssen. Ferner können viele Folgen von Übergewicht weitere Konsequenzen mit sich bringen und sogar Herzinfarkte, Schlaganfälle oder Nierenschäden verursachen.

Die Auswirkungen von Übergewicht sind vielfältig, aber in den meisten Fällen bedrohlich für die betroffenen Kinder, Jugendlichen und Erwachsenen. Aus diesem Grund ist es unabdingbar, bereits im Vorfeld auf eine gesunde Ernährung und ausreichend Bewegung zu achten und somit Übergewicht und dessen schwerwiegende Konsequenzen keine Chance zu geben. Jedes Elternteil wünscht sich doch einfach nur ein gesundes und glückliches Kind.

Wie viel Kilo pro Woche abnehmen ist überhaupt gesund für Kinder und Teenager?

Wie realistisch sind denn die vielfach angepriesenen Abnehmversprechen und wie viel Gewichtsverlust pro Woche ist gesund? Wie viel Gewicht man pro Woche abnehmen kann, ist unter anderem stark vom Ausgangsgewicht abhängig. Kinder und Teenager mit stärkerem Übergewicht können schneller mehr abnehmen als Kinder und Teenager mit weniger Übergewicht. Zudem hängt der Gewichtsverlust natürlich mit dem Sportpensum und der Kalorienbilanz zusammen. Des Weiteren sollte beachtet werden, dass der menschliche Körper zu 70% aus Wasser besteht. Das ist deshalb wichtig, da man zu Beginn des Gewichtsverlustes zunächst Wasser und nicht Fett verliert, wodurch sich der Zeiger auf der Waage schnell nach unten bewegt. Aus diesem Grund geht es beim Abnehmen auch nicht um die Gewichtsreduktion, sondern um den Fettabbau. Ernährungswissenschaftler und Forscher sind sich einig, dass 250g bis 500g pro Woche und etwa ein bis zwei Kilo pro Monat ideal und gesund sind.

Um ein Kilogramm Fettgewebe zu verlieren, muss man in etwa 7000kcal verbrennen. Eine Fettreduktion ist nur dann möglich, wenn man eine negative Energiebilanz hat. Das bedeutet, dass man seinem Körper weniger Energie (Kalorien) zuführen muss, als er verbraucht. Dabei darf das Kaloriendefizit nicht zu groß sein, da man sonst nicht gesund und dauerhaft abnehmen kann. Kinder haben den Vorteil, dass sie, solange sie sich noch im Wachstum befinden, ihr Gewicht, ohne ungeeignete Diäten und extreme Sporteinheiten, zügiger und effizienter reduzieren können. Dadurch bleibt das Kind glücklich und die Lebensqualität erhalten. Am besten ist, wenn das Kind einem aktiven Lebensstil nachgeht und sich zudem gesund, nährstoffreich und ausgewogen ernährt.

Am wichtigsten ist, dass die Reduzierung des Körperfetts langsam und konstant erfolgt. Nur so kann gewährleistet werden, dass Ihr Kind auch gesund und nachhaltig abnimmt.

DIÄT ODER ERNÄHRUNGSUMSTELLUNG?

Was ist eigentlich eine Diät und inwiefern divergiert diese von einer Ernährungsumstellung? Eine Diät ist immer auch eine Ernährungsumstellung, unterscheidet sich jedoch grundlegend von jener. Das Ziel einer Diät ist eine schnelle Reduktion des Körpergewichts durch eine Einschränkung der Nahrungsaufnahme über einen bestimmten Zeitraum. Bei einer Ernährungsumstellung wird der Fokus hingegen auf eine langsame, gesunde und nachhaltige Gewichtsreduktion gelegt. Ziel hierbei ist es, die Ernährungsweise langfristig umzustellen, um so ein gesundes Leben führen zu können.

Vergleicht man nun eine Diät mit einer Ernährungsumstellung, wird sehr schnell deutlich, dass Diäten zwar schnelle Erfolge liefern, die Gewichtsabnahme auf der anderen Seite jedoch nicht von Dauer ist. Eine Diät ist in den ersten Tagen einfacher umzusetzen, da man gerade zu Beginn motiviert und diszipliniert ist. Nach einigen Tagen ist es hingegen schon schwierig, diese durchzuhalten und seinem körperlichen Verlangen und seinen

Gelüsten zu widerstehen. Des Weiteren führen Diäten vermehrt zum sogenannten Jo-Jo-Effekt. Dabei ist das neue Endgewicht oftmals höher als das ursprüngliche Ausgangsgewicht. Bei einer langfristigen und beständigen Ernährungsumstellung dauert die Gewichtsabnahme zwar länger, ist dafür aber eindeutig die gesündere und nachhaltigere Art und Weise, Gewicht zu verlieren. Im besten Fall behält man die neuen Essensgewohnheiten für den Rest seines Lebens bei, da diese zu einer Ernährungsweise führen, die insgesamt viel gesünder und nachhaltiger ist. Ferner ist das Risiko eines Jo-Jo-Effekts geringer, da man nicht gezwungenermaßen auf bestimmte Lebensmittel verzichten muss.

Diäten sollten für Kinder niemals eine Option sein, da sie sich noch im Wachstum befinden. Radikale Einschränkungen mittels Diäten schädigen die Gesundheit und die Entwicklung des Kindes. Lassen Sie Ihr Kind sich satt essen und limitieren Sie keinesfalls das Angebot an wichtigen Nährstoffen, die es zum Wachsen benötigt. Außerdem kann sich das Selbstwertgefühl und das Selbstbewusstsein von Kindern und Teenagern verringern, wenn diese bereits in jungen Jahren auf Diät gesetzt werden. Starke Einschränkungen in der Nahrungsaufnahme und möglicherweise sogar Verbote in Bezug auf Lebensmittel, können ein erster Schritt in eine Essstörung sein. Deshalb sind Diäten nie der richtige Weg, um überschüssige Pfunde zu verlieren. Verhelfen Sie Ihrem Kind stattdessen zu einem gesunden Umgang mit Lebensmitteln. Geben Sie einer Ernährungsumstellung eine Chance, sodass Ihr Kind mit höherer Wahrscheinlichkeit ein gesundes Körpergewicht erreichen und seine Lebensqualität verbessern kann.

Zusammenfassung

Zusammenfassend soll an dieser Stelle nochmals betont werden, dass sich eine Diät also insofern von einer Ernährungsumstellung unterscheidet, dass diese auf eine sehr schnelle Reduktion des Körpergewichts abzielt. Im Gegensatz dazu dauert der Gewichtsverlust bei einer Ernährungsumstellung länger, da dabei die Ernährung aktiv und grundlegend umgestellt wird und neue Essgewohnheiten in den Alltag integriert werden. Der Prozess einer Ernährungsumstellung beginnt bereits beim wöchentlichen Großeinkauf. Setzen Sie sich schon vor dem Betreten des Supermarkts das Ziel, gesunde Essgewohnheiten zu etablieren.

Eine Diät bedeutet auch immer eine Umstellung der Ernährung. Sehen Sie eine Ernährungsumstellung jedoch nicht zwingend als Diät an. Hierbei geht es um eine langfristige Veränderung etablierter Essrituale.

Wählen Sie stets den langsamen, aber dafür nachhaltigen Weg einer Ernährungsumstellung. Dieser Weg dauert zwar länger als der Weg einer Diät, ist dafür aber umso vernünftiger und andauernder. Diäten sollten niemals eine Option für Kinder sein, da Sie dadurch die Gesundheit und die Entwicklung Ihres Kindes schädigen könnten. Kinder benötigen wichtige Nährstoffe zum Wachsen. Schränken Sie diese durch radikale Diäten nicht ein und denken Sie langfristig. Erstellen Sie stattdessen, durch die Auswahl gesunder und nährstoffreicher Lebensmittel, einen optimalen Speiseplan und verhelfen Sie Ihrem Kind so zum erfolgreichen, langfristigen und vor allem gesunden Abnehmen.

Die Low Carb Ernährungsmethode

Die Low Carb Ernährung ist eine kohlenhydratarme Ernährungsweise. Je nachdem, welche Low Carb Diät man macht, sollte die aufgenommene Menge an Kohlenhydraten bei etwa 100g-150g pro Tag liegen. Wenn man Kohlenhydrate durch die Nahrung aufnimmt, sollte man darauf achten, dass diese einen niedrigen glykämischen Index haben. Der glykämische Index ist die Maßzahl für die Wirkung eines jeweiligen Lebensmittels auf den Blutzuckerspiegel. Nimmt man kohlenhydratreiche Lebensmittel mit einem hohen glykämischen Index zu sich, dann führt dies zu einem raschen Anstieg des Blutzuckerspiegels. Das wiederum führt dazu, dass der Körper viel Insulin ausschüttet, um so den aufgenommenen Zucker abzubauen. Beispielhaft für Lebensmittel mit hohem glykämischen Index sind Cornflakes, Kartoffeln, Limonade und Weißbrot. Einen niedrigen glykämischen Index besitzen Lebensmittel wie Joghurt, Milch, Hülsenfrüchte und Vollkornnudeln, wodurch der Blutzucker nur langsam ansteigt. Ist der Insulinspiegel hoch, ist der Körper nicht in der Lage, das aufgenommene Fett abzubauen. Stattdessen wird es im Körper gespeichert.

Bei einer Low Carb Ernährung werden kohlenhydratreiche Lebensmittel durch fett- und eiweißhalte Produkte ersetzt. Eine eiweißreiche Ernährung ist besonders vorteilhaft, da diese besonders gut sättigt. Lebensmittel mit einem hohem Anteil an Kohlenhydraten werden stark eingeschränkt und nur in geringen Mengen aufgenommen.

Was jedoch, wie bei anderen Diäten, vermieden werden sollte, sind einseitige Ernährungsweisen und der extreme Verzicht von kohlenhydratreichen Lebensmitteln. Zudem sollte bei einer reduzierten Zufuhr von Kohlenhydraten besonders darauf geachtet werden, dass qualitativ hochwertige und komplexe Kohlenhydrate mit einem hohen Vollkorn- und Ballaststoffanteil und wenig Zucker aufgenommen werden.

Bei spezifischen Low Carb Lebensmitteln sollte außerdem immer darauf geachtet werden, dass diese zwar kohlenhydratarm sind, dafür aber einen sehr hohen Anteil an Fett haben, wodurch sie kalorienreicher sind. Im Endeffekt ist für eine Gewichts- bzw. Fettabnahme immer die Kalorienbilanz entscheidend. Das bedeutet, dass man mehr Energie verbrennen muss, als man über die Nahrung zu sich nimmt.

Zusammenfassung

Zusammengefasst lässt sich an dieser Stelle also anmerken, dass die Basis einer Low Carb Ernährung eine Reduktion von Kohlenhydraten ist. Dabei wird besonders auf einfache Kohlenhydrate mit einem hohen glykämischen Index verzichtet, da diese zu einem raschen Anstieg des Blutzuckerspiegels führen. Wichtig hierbei ist jedoch, nicht komplett auf Kohlenhydrate zu verzichten, sondern bevorzugt auf komplexe Kohlenhydrate mit einem niedrigen glykämischen Index zurückzugreifen.

Die Low Carb Methode ist eine von vielen verschiedenen Ernährungsweisen, die einem helfen soll, Gewicht zu verlieren. Dabei darf jedoch nicht vergessen werden, dass für einen Fettverlust die Kalorienbilanz entscheidend ist.

Durch die Integration von Low Carb-Rezepten profitiert man von einem länger anhaltenden Sättigungsgefühl, da vermehrt eiweißreiche Lebensmittel und ungesättigte Fette aufgenommen werden. Eine Low Carb Ernährung reduziert automatisch die Einnahme von zuckerreichen Lebensmitteln und ungesundem Fast Food. Zudem kann sie zu einer bewussten und gesünderen Ernährungsweise beitragen. Achten Sie jedoch darauf, eine extreme und einseitige Ernährungsweise zu vermeiden. Low Carb bedeutet nicht No Carb! Integrieren Sie komplexe und hochwertige Kohlenhydrate in die Mahlzeiten und es wird Ihnen und Ihrem Kind an nichts mangeln.

Weitere nützliche Bücher

Weitere nützliche Tipps und Tricks zum Thema Abnehmen für Kinder und Teenager finden Sie in einer Reihe von weiteren Büchern unter der folgenden Internetadresse: https://www.ilyaru.com/gesund-abnehmen-fuer-kinder-und-teenager/.

Stöbern Sie durch die hilfreichen Ratgeber, um Ihren Nachwuchs bei einem gesunden und langfristigen Gewichtsverlust zu unterstützen. Neben vielen tollen Low Carb Rezepten mit Fleisch und Wurstwaren, enthalten die Ratgeber auch wunderbare vegetarische Low Carb Rezepte, die Sie ganz einfach und schnell für Ihr Kind zaubern können. Die verschiedenen Ratgeber vermitteln neben dem allgemeinen Wissen über das erfolgreiche Abnehmen von Kindern und Teenagern, auch die Besonderheiten einer vegetarischen Ernährungsweise.

Gelangen Sie durch die Bücher an wichtiges Hintergrundwissen, um so Ihrer Vorbildfunktion als Elternteil nachgehen zu können. Die Ratgeber erläutern die verschiedenen Gründe und Folgen von Übergewicht und liefern wertvolle Tipps, die direkt in die Praxis umgesetzt werden können. Die aufgezeigten Tipps und Tricks verraten Ihnen, wie Sie die Ernährung Ihres Kindes Schritt für Schritt geschickt umstellen und neue Lebensmittel in die Mahlzeiten integrieren können. Die leckeren Rezepte geben dabei erste Ideen zur konkreten Umsetzung der neu liebgewonnenen Lebensmittel. Ob vegetarisch oder nicht, bei den Rezepten ist für jedes Kind etwas dabei.

Wenn Sie also wissen möchten, wie Ihr Kind gesund und langfristig abnehmen kann, dann sind diese Ratgeber genau die richtigen für Sie. Durch ein gesundes Körpergewicht und eine ausgewogene Ernährung kann Ihr Kind vor Energie nur so sprühen! Helfen Sie Ihrem Kind, die eventuell verlorene Lebensqualität zurückzugewinnen. Machen Sie Ihr Kind glücklich. Greifen Sie gleich zu und sichern Sie sich Ihren persönlichen Ratgeber.

Vorbereitung

ESSVERHALTEN BEI KINDERN

Viele Kinder können in ihrem Essverhalten über einen langen Zeitraum hinweg sehr eigen sein. In ihrer Ernährung findet sich beispielsweise nur wenig Vielfalt an Lebensmitteln wieder, wodurch ihr Speiseplan stark beschränkt wird. Charakteristisch für ein solches Essverhalten ist außerdem, dass diese Kinder nicht offen gegenüber neuen Lebensmitteln und Rezepten sind und nur ungern neue Gerichte ausprobieren wollen.

Ihr Kind wird seine geschmacklichen Vorlieben aus dem Kindesalter mit ins Erwachsenenalter nehmen. Deshalb sollten Sie von klein auf bestrebt sein, Ihrem Kind ein umfangreiches Angebot an Lebensmitteln zu bieten. Versuchen Sie, die Freude Ihres Kindes für neue Lebensmittel spielerisch zu entdecken. Setzen Sie Ihr Kind jedoch niemals unter Druck. Jedes Kind ist anders und es bedarf Zeit, sich an neue Produkte und Geschmäcker zu gewöhnen. Bieten Sie Ihrem Kind gern immer wieder neue Dinge an und bleiben Sie dabei geduldig. Lehnt Ihr Kind ein bestimmtes Lebensmittel oder ein Gericht ab, versuchen Sie es mit etwas Anderem und bieten die abgelehnten Speisen zu einem späteren Zeitpunkt erneut an. Falls Ihr Kind Unbekanntes jedoch nicht einmal probieren möchte, ist auch das kein Grund zur Sorge. Meistens handelt es sich dabei nur um eine Phase, die auch schnell wieder vorüber geht. Haben Sie Geduld und Vertrauen und schon wird sich der Lebensmittelhorizont Ihres Kindes bald erweitern.

Kommen Sie auch in puncto Essverhalten Ihrer Vorbildsfunktion nach. Kinder lernen auch beim Essen von ihren Eltern. Probieren Sie selbst neue Lebensmittel und Rezepte aus. Dies weckt möglicherweise die Neugier Ihres Kindes und führt dazu, dass es ganz ohne Ihre Aufforderung probieren möchte. Bringen Sie Abwechslung und Genuss in den Speiseplan und richten Sie das Essen vielseitig an. Viele Kinder bevorzugen Gemüse beispielsweise lieber roh anstelle von gekocht.

Die Langzeitstudie KiGGS des Robert-Koch-Instituts ist eine Studie, welche sich mit der gesundheitlichen Situation der Kinder und Jugendlichen in Deutschland beschäftigt. Als Modul von KiGGS wurde innerhalb einer Zusammenarbeit des Robert-Koch-Instituts und der Universität Paderborn die EsKiMo-Studie (Ernährungsstudie als KiGGS-Modul) durchgeführt. Die Studie liefert repräsentative Daten zum aktuellen Ernährungsverhalten von Kindern und Jugendlichen im Alter von sechs bis 17 Jahren in Deutschland.

Im Jahre 2006 beteiligten sich insgesamt 2506 Kinder und Jugendliche in 150 für die Bundesrepublik Deutschland charakteristisch auserlesenen Städten und Gemeinschaften an der EsKiMo-Studie. Die Studie zeigt, dass die durchschnittliche Verzehrmenge von Obst und Gemüse bei den meisten Kindern und Jugendlichen deutlich unterhalb der empfohlenen Menge liegt. Im Alter zwischen sechs und 11 Jahren essen nur 6% der befragten Jungen und 7% der befragten Mädchen die empfohlene Menge an Gemüse. Zudem erreichen nur 15% der Jungen und 19% der Mädchen die vorgeschlagene Verzehrmenge an Obst pro Tag. Im Alter von zwölf bis 17 Jahren essen auch 18% der Jungen und 29% der Mädchen zu wenig Gemüse und 16% der Jungen und 25% der Mädchen zu wenig Obst. Auffällig ist jedoch, dass der Fleischkonsum sowohl von Jungen, als auch von Mädchen mit zunehmendem Alter ansteigt. Zusätzlich werden auch süße Lebensmittel und Getränke von der Mehrheit der Kinder und Jugendlichen in zu hohem Maße konsumiert.

Doch was beeinflusst eigentlich genau das Essverhalten von Kindern?

Im Folgenden wird Ihnen ein Überblick über die

pädagogischen und biologischen Mechanismen, welche die Entwicklung des kindlichen Essverhaltens steuern und beeinflussen, gegeben.

Die Essgewohnheiten von Kindern werden wesentlich durch die **kulturellen und sozialen Gegebenheiten vor Ort** geprägt und bilden sich dementsprechend heraus. Das bedeutet, dass die vorherrschende Esskultur die Gewohnheiten der Kinder festlegt. Sie hat großen Einfluss darauf, wie sich die Beziehung zum Essen entwickelt und welche individuellen Geschmackspräferenzen Kinder ausbilden. Zudem verinnerlichen Kinder diese so stark, dass sie auf Unbekanntes, was diesen Rahmen in Bezug auf das Essen überschreitet, mit Abneigung und Ablehnung reagieren können. Beispielhaft dafür ist das Speisen von Hundefleisch für Mitteleuropäer.

Zusätzlich können auch **geschmackliche Vorlieben**, welche sich bereits im Mutterleib herausbilden, das Essverhalten von Kindern beeinflussen. Vom genetischen Standpunkt betrachtet, präferieren Kinder süße Nahrung und lehnen sauer und stark salzig grundlegend ab. Zudem hat die Muttermilch, aufgrund des Milchzuckergehalts, einen leicht süßlichen Geschmack. Dazu determinieren auch die **pränatalen Prägungen** die Vorlieben der Kinder. Die Ernährung der Mutter während der Schwangerschaft formt die späteren Neigungen der Kinder. Diesen Vorgang bezeichnet man als „In-utero-Programmierung" und bedeutet, dass der Fötus bereits im

Mutterleib durch den indirekten Kontakt verschiedene Lebensmittel kennen- und schätzen lernt und auch diese familiären Eindrücke nach der Geburt präferiert. Aus diesem Grund sollten werdende Mütter abwechslungsreich und gesund essen. Ferner setzt sich der Prägungsprozess **postnatal** fort. Forscher fanden heraus, dass die Zurückweisung neuer Gerichte bei gestillten Kindern geringer ist, als bei Flaschenkinder. Das ist damit zu begründen, dass die Flaschenmilch geschmacklich eintöniger ist und dass einige Geschmacksstoffe, von im Vorfeld aufgenommenen Lebensmitteln durch die Mutter, in geringer Konzentration in der Muttermilch vorhanden sind.

Kinder neigen dazu, wiederholt nur das zu essen, was sie kennen. Der wiederholte Kontakt von neuen Geschmackseindrücken bildet Gewohnheiten in der bestehenden Esskultur aus und trägt dabei zur Entstehung von **individuellen Vorlieben** bei. Diesen Vorgang bezeichnet man als „**Mere Exposure Effekt**". Er ist ein wichtiger Prozess bei der Ausbildung des Essverhaltens von Kindern. In Kontrast dazu steht die „**spezifisch-sensorische Sättigung**". Diese bewirkt eine **Ablehnung bzw. Abneigung** gegenüber sich ständig wiederholenden Geschmäckern, was in der Konsequenz wiederum zu einer einseitigen Lebensmittelauswahl und einem potentiellen Mangel an wichtigen Nährstoffen führen kann. Darüber hinaus können Kinder starke Aversionen gegenüber spezifischen Lebensmitteln entwickeln, wenn diese wiederholt schlechte Erfahrungen mit bestimmten Lebensmitteln sammeln. Zudem kann auch die Einnahme von gewissen Speisen, gekoppelt mit einer unerfreulichen Erfahrung, eine Abneigung herausbilden.

Des Weiteren **imitieren** Kinder das Essverhalten der Eltern, da sie durch Beobachtungen lernen. Aus diesem Grund sollten auch Sie als Elternteil Ihre Essgewohnheiten überdenken und gegebenenfalls verbessern.

Aus psychologischer Sicht beeinflusst auch die **operante Konditionierung** das Essverhalten der Kinder. Operantes Konditionieren meint das Erlernen durch eine direkt spürbare, positive Verhaltenskonsequenz. Falls Ihr Kind eine bestimmte Süßigkeit aus einer spezifischen Verpackung isst, bewirkt der leckere Geschmack eine positive psychologische Wirkung, wobei diese beiden Dinge mit dem Erscheinungsbild der Verpackung gekoppelt werden. Daraus folgt, dass der bloße Anblick jener oder derartiger Verpackungen eine vermutete positive Vertrautheit auslöst. Dadurch entsteht das Bedürfnis, dieses Geschmackserlebnis erneut zu erleben.

Eltern versuchen oft, ihr Kind davon **zu überzeugen**, auf bestimmte Lebensmittel zu verzichten, indem sie mögliche zukünftige Folgen, wie Erkrankungen, ansprechen. Zwischen diesen beiden Punkten liegt jedoch ein nicht überschaubarer Zeitraum, den Kinder nicht abschätzen können. Sie verstehen nicht, warum sie in diesem Moment auf etwas verzichten sollen, was in der Zukunft irgendwann mal zu Konsequenzen führen könnte, da sie diese in jenem Moment nicht durchleben. Der sofortige Verzehr bietet im Gegensatz dazu jedoch eine unverzügliche positive Wirkung und sie denken nicht an die von den Eltern versprochenen positiven Konsequenzen des Verzichts (z.B. kein Übergewicht).

Auch die **konstante Wiederholung des Wortes „gesund"** kann sich negativ auf das Essverhalten von Kindern auswirken. Sie attribuieren das Wort für Nahrungsmittel in diesem Fall negativ, da Eltern meistens Mahlzeiten als „gesund" bezeichnen, welche den Kindern normalerweise nicht munden. Eltern sollten diese Speisen stattdessen selbst genüsslich konsumieren, sodass Kinder dieses Essensverhalten übernehmen können (**Imitationslernen**).

Dass übermäßiges Fernsehen und Spielen am Computer zu Bewegungsmangel führt und dadurch Übergewicht begünstigen kann, ist allerseits bekannt. Im Zusatz dazu sollten Kinder jedoch auch **nicht vor dem Fernseher oder der Spielekonsole essen und trinken**, da sie durch die bewegten Bilder auf den Bildschirmen stark abgelenkt werden. Das führt dazu, dass das Sättigungsgefühl schwerer wahrgenommen werden kann.

An dieser Stelle soll noch angemerkt werden, dass auch **Verbote** durch die Eltern die Kinder eher dazu animieren, die verbotenen Produkte zu essen, da diese durch das Tabu viel attraktiver wirken.

Zusammenfassung

Zum Abschluss dieses Kapitels sollen nochmals alle wichtigen Einflussfaktoren auf die Entwicklung und Ausbildung des Essverhaltens und der Geschmacksvorlieben von Kindern kurz resümiert werden.

Die jeweilige Esskultur des Ortes beeinflusst maßgeblich, welche Lebensmittel von Kindern bevorzugt werden. Familiäre Vorlieben und Abneigungen gegenüber bestimmten Speisen prägen die Essgewohnheiten und Präferenzen der Kinder. Dabei wirken sich Verbote eher nachteilig aus, da Kinder die von den Eltern in Zukunft eintretenden Konsequenzen nicht nachvollziehen und sehen können. Eltern sollten ihrer Vorbildfunktion nachkommen und abwechslungsreiche Nahrung mit

Genuss zu sich nehmen. Sie können außerdem dazu beitragen, Abneigungen gegenüber spezifischen Produkten vorzubeugen. Auch die operante Konditionierung beeinflusst das Essverhalten von Kindern. Das führt dazu, dass der bloße Anblick von Süßigkeitenverpackungen ungesundes Snacken auslösen kann.

Viele verschiedene Faktoren können das Essverhalten Ihres Kindes beeinflussen. Dabei legen Kinder ihre geschmacklichen Vorlieben aus dem Kindesalter auch im Erwachsenenalter nicht ab. Versuchen Sie daher von klein auf, Ihrem Kind ein umfangreiches Angebot an Lebensmitteln zu bieten. Wichtig ist, dass Sie Ihr Kind niemals unter Druck setzen. Kinder sind verschieden und brauchen unterschiedlich viel Zeit, um sich an neue Produkte und Geschmäcker zu gewöhnen. Seien Sie geduldig und bieten Sie Ihrem Kind immer wieder neue Dinge an. Es ist nicht unmöglich, das Essverhalten Ihres Kindes zum Positiven zu verändern.

Time Management für Eltern

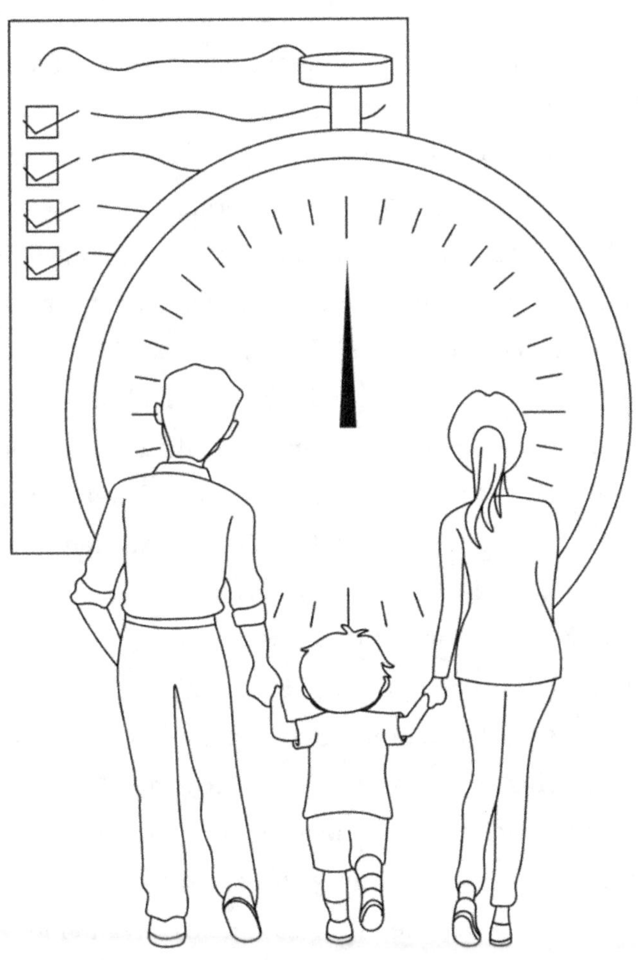

Zeitmanagement und Organisationstalent sind zwei sehr relevante Fähigkeiten, die Eltern unbedingt haben sollten. Gerade mit Kindern kommt es oft zu stressigen Situationen im Leben, die einem in einigen Fällen auch mal den letzten Nerv rauben können. Oft werden sich Eltern erst im Nachhinein darüber bewusst, was sie in jenen Situationen hätten besser machen können. Damit Ihnen das nicht mehr passieren kann, finden Sie in diesem Kapitel wertvolle Tipps, wie Sie Zeitfresser und stressige Situationen vermeiden können.

Zuallererst sollten Sie und Ihr Kind die Dinge, die Sie bereits am Vorabend erledigen können auch am Vorabend erledigen. Dazu zählt beispielsweise das vollständige Packen der Kitatasche bzw. des Schulranzens. Suchen Sie oder Ihr Kind zudem schon die Anziehsachen für den nächsten Tag raus, um so am nächsten Morgen wertvolle Zeit einzusparen. Gerade bei Mädchen dauert dieser Teil bekannter Weise etwas länger. Darüber hinaus können Sie ebenfalls das Essen, welches Ihr Kind mit in den Kindergarten oder die Schule nimmt, am Vortag vorbereiten, falls sich dies anbietet. Ferner ist es möglich, gemeinsam mit Ihrem Nachwuchs am Abend den Frühstückstisch für den nächsten Morgen zu decken. In Bezug auf die Essensplanung für das Frühstück bietet es sich an, am Wochenende zusammenzusitzen und gemeinsam einen Speiseplan für die kommende Woche zu erstellen. So beziehen Sie Ihr Kind mit ein, was einerseits

Sie entlastet und andererseits dem Kind deutlich macht, dass eigene Wünsche respektiert und integriert werden. Durch die Erstellung eines Wochenplans gibt es morgens keine zeitraubenden Diskussionen mehr und Ihr Kind kann sich jederzeit am Plan orientieren und sich so auf das Lieblingsfrühstück freuen.

Wichtig ist außerdem, dass sich alle über den zeitlichen Ablauf am Morgen bewusst sind und immer klar ist, wann jeder das Haus verlassen muss. Dadurch erlernt Ihr Kind die Tagesstrukturen und Rituale der Familie und ist so in der Lage, sich leichter zu orientieren. Dabei ist es wichtig, dass gewisse Abläufe am Morgen stets gleich ablaufen, da Kinder kein Zeitgefühl haben. Durch die stetige Wiederholung von Prozessen geben Sie Ihrem Sprössling Sicherheit und sparen damit Zeit ein.

Zusätzlich kann es sinnvoll sein, einfach zehn bis 15 Minuten früher aufzustehen. Möglicherweise sind es genau die wenigen Minuten, die Ihre Familie morgens benötigt, um stressfrei und entspannt in den Tag zu starten.

Teilen Sie die Aufgaben morgens zu Hause auf. Arbeitsteilung ist ein hilfreiches Tool, um Dinge schneller und entspannter zu erledigen. Beispielsweise kann der Papa die Pausenbrote schmieren, währenddessen die Mama das Frühstück zubereitet und das ältere Geschwisterkind dem jüngeren beim Anziehen hilft.

Falls Sie mehr als nur ein Kind haben sollten, können unterschiedliche Schulen oder Kindergärten ein weiterer Zeitfresser sein. Vernetzen Sie sich mit anderen Eltern. Vielleicht können Sie gemeinsame Fahrdienste organisieren, bei denen Sie im Wechsel die Kinder zur Kita oder in die Schule bringen.

Ein weiterer wichtiger Punkt, der bei vielen Elternteilen oftmals in Vergessenheit gerät ist, einfach entspannt zu bleiben. Fragen Sie sich, ob es wirklich so schlimm wäre, wenn sich Ihr Zeitfenster um einige Minuten nach hinten verschiebt. Lohnt es sich, Ihrem Kind etwas zu verbieten, nur weil Sie sich unter Zeitdruck fühlen und dadurch einen Wutanfall zu riskieren? Versuchen Sie, sich in Stressmomenten zu entspannen. Verlassen Sie, wenn nötig, den Raum, atmen Sie tief durch und versuchen Sie, die Situation zu deeskalieren. Kinder bemerken direkt, in welcher Stimmung Sie sind.

Zusammenfassung

Zusammengefasst soll nochmal verdeutlicht werden, dass ein gutes Time Management essentiell für einen stressfreien und funktionierenden Tagesablauf ist. Decken Sie den Frühstückstisch bereits am Vorabend, um so am nächsten Morgen wertvolle Zeit einzusparen, die Sie besser in das Vorbereiten des Frühstücks investieren können. Auch die Tasche Ihres Kindes sollten Sie am Vortag packen. Zudem können Sie gemeinsam bereits das Outfit für den nächsten Tag raussuchen. Versuchen Sie all das, was Sie am Tag zuvor bereits vorbereiten können, auch am Tag zuvor vorzubereiten.

Planen Sie den Morgen gut durch, um sicher zu sein, dass Sie genügend Zeit für einen entspannten Morgen eingeplant haben. Gewöhnen Sie Ihr Kind an einen immer gleichbleibenden und strukturierten Start in den Tag und teilen Sie wichtige Aufgaben unter allen Familienmitgliedern auf. Und selbst wenn ein Morgen dann doch mal stressiger sein sollte, ist auch das kein Grund zur Unruhe. Atmen Sie tief durch, denn nur mit einem kühlen und klaren Kopf kann man die Dinge erledigen, die man erledigen muss.

Der Start in den Morgen legt den Grundstein für den weiteren Verlauf des Tages. Versuchen Sie deshalb, die in diesem Kapitel genannten Tipps umzusetzen, um so wertvolle Zeit zu sparen und stressfrei den Tag zu beginnen. Bleiben Sie gelassen und versuchen Sie das Beste aus der Situation zu machen, auch wenn die Zeit mal wieder knapp sein sollte.

Warum Frühstück die wichtigste Mahlzeit am Tag ist

Das Frühstück wird nicht ohne Grund als die wichtigste Mahlzeit am Tag betitelt. In der Nacht befindet sich der Körper in einer Art Fastenzustand, da während des Schlafens die Energiespeicher des Körpers geleert werden. Verzichtet man am Morgen auf das Frühstück, verlängert sich dieser Zustand dementsprechend, weswegen die Energiespeicher morgens aufgefüllt werden müssen. Das Auslassen vom Frühstück am Morgen kann im Tagesverlauf zu Heißhungerattacken führen. Diese begünstigen wiederum das

Snacken von Süßem und Ungesundem zwischendurch, wodurch eine überhöhte Aufnahme von Kalorien wahrscheinlich ist. Im Gegensatz dazu wird die Aufnahme von Frühstück mit einem höheren Sättigungsgefühl und dadurch auch mit einer geringen Kalorienaufnahme am Tag in Zusammenhang gebracht.

Ein gesundes Frühstück am Morgen liefert dem Körper die nötige Energie, die er benötigt, um tagsüber leistungsfähig und konzentriert arbeiten zu können. Dahingegen laufen die Menschen, die das Frühstück auslassen Gefahr, ein Energietief zu durchleben. Nach dem Verzicht des Frühstücks folgt die Müdigkeit und der Konzentrationsfall. Besonders für Kinder und Teenager sollte das Frühstück am Morgen mehr sein, als nur eine Aufnahme von Nahrung. Feste Mahlzeiten und ein strukturierter Tagesablauf sind für Kinder sehr wichtig. Ein kleines Frühstücksritual am Morgen, bei dem die Familie zusammensitzt und gemeinsam in den Tag startet, hat enormen Einfluss darauf, wie der Tag des Kindes ablaufen wird.

Bei einer Low Carb Ernährung werden verstärkt fetthaltige und eiweißreiche Lebensmittel aufgenommen. Laut einer Studie, welche in der wissenschaftlichen Fachzeitschrift "International Journal of Obesity" publiziert wurde, trägt ein fettreiches Frühstück am Morgen zu einem aktiven Stoffwechsel bei. Die Forscher führten dabei Experimente an Mäusen durch und fanden heraus, dass der Körper nach einem fettigen Frühstück besonders effizient Fett verbrennt. Ferner zeigten die Untersuchungen, dass der Stoffwechsel bei der Aufnahme von Kohlenhydraten am Morgen weniger flexibel arbeitet. Süßigkeiten und Nahrungsmittel mit einem hohen Zuckeranteil sind morgens nachteilig, da durch den Zuckergehalt der Blutzuckerspeigel genauso rasch ansteigt, wie er kurze Zeit später auch wieder abfällt. Das sorgt dafür, dass Kinder kurze Zeit später erneut hungrig sind. Ferner neigen Kinder schneller zu Müdigkeit, Trägheit und Konzentrationsschwäche.

Welche Lebensmittel gehören denn jetzt aber zu einem gesunden Low Carb Frühstück für Kinder und Teenager?

Proteinreiche Frühstücksvarianten lassen sich super mit Eiern kreieren, da man diese bestens mit anderen kohlenhydratarmen Lebensmitteln kombinieren kann. Beispielsweise können Sie Ihrem Kind ein leckeres Omelett mit Schinken, Käse und viel Gemüse zaubern und so etwas Veränderung auf den Frühstückstisch bringen. Im Durchschnitt hat ein Hühnerei nur etwa 1 Gramm Kohlenhydrate, wodurch sich Eier hervorragend für eine Low Carb Ernährung eignen. Zudem enthalten sie Kalzium, Zink, Kalium, essentielle Aminosäuren und die Vitamine A, B, D, E und K.

Neben Eierspeisen können Sie Ihrem Kind auch schmackhafte Low-Carb-Müsli-Varianten kredenzen, welche Sie wunderbar gemeinsam zubereiten können.

Dafür bieten sich Eiweißlieferanten wie griechischer Joghurt, Magerquark oder Skyr als Basis an. Diese kann man dann ganz einfach durch Chiasamen, Nüsse und Beeren verfeinern. Die Zuckeralternative Erythrit eignet sich perfekt zum Süßen, da Erythrit ein Zuckeralkohol ist, das praktisch keine Kalorien besitzt. Falls am Morgen keine Zeit für ein ausgiebiges Frühstück bleibt oder der Appetit einfach noch nicht groß genug ist, bieten sich Smoothies an. Diese lassen sich super schnell zubereiten und liefern viele wichtige Vitamine. Grüne Smoothies bestehen beispielsweise größtenteils aus grünem Gemüse. Dabei bieten sich Spinat, Gurken oder Avocados an.

Verschiedenste Gemüsesorten sind essentiell für eine gesunde Ernährung und sollten auch bei einer Low Carb Ernährungsweise vielfach bei den Mahlzeiten eingeplant werden. Gemüse ist nicht nur sehr gesund, sondern auch kalorienarm, weshalb gerne große Mengen davon konsumiert werden dürfen. Zudem sorgt der hohe Anteil an Ballaststoffen für eine lange Sättigung, weshalb sich Gemüse bestens zum Frühstück eignet. Besonders geeignet für eine Low Carb Ernährung sind Tomaten, Möhren, Paprika, Pilze, Spargel, Auberginen, verschiedene Kohlsorten, Blattsalate, Kräuter und grüne Gemüsesorten wie Zucchini, Gurke, Spinat und Brokkoli.

Fleisch ist sehr arm an Kohlenhydraten und reich an Proteinen. Aus diesem Grund ist es ausgezeichnet für eine Low Carb Ernährung. Selbstverständlich sollte man immer viel Wert auf eine gute Qualität des Fleischs legen und vorzugsweise Bio-Fleisch einkaufen. Fleischprodukte lassen sich bestens mit ballaststoffreichem Gemüse kombinieren.

Auch Fisch und andere Meeresfrüchte enthalten kaum Kohlenhydrate. Wahrscheinlich werden diese Lebensmittel keinen festen Platz im Frühstücksplan Ihres Kindes finden, sollen aber hier, der Vollständigkeit halber, trotzdem angeführt werden. Fisch liefert große Mengen an hochwertigem Eiweiß und Omega-3-Fettsäuren. Diese sind lebensnotwendige Fettsäuren, welche die Gehirnfunktion steigern, den Muskelaufbau fördern, den Blutdruck mindern und entzündungshemmend wirken. Außerdem sind auch Meeresfrüchte gute Lieferanten von Eiweißen und sind zudem fettarm. Aus diesen Gründen sind sie ideal für eine Low Carb Ernährung und lassen sich super mit viel Gemüse genießen.

Weitere eiweißhaltige Lebensmittel sind Milchprodukte. Hierbei ist auch der Kohlenhydratanteil relativ gering, weshalb Produkte wie Quark, Joghurt, Käse, Milch, Frischkäse und Butter nicht im Speiseplan fehlen sollten. Des Weiteren können Sie tolle abwechslungsreiche und leckere Frühstücksideen mit Milchprodukten zaubern und diese mit Obst oder Nüssen verfeinern.

Obst hat einen relativ hohen Fruchtzuckergehalt, weshalb der Konsum bei einer Low Carb Ernährung gemindert werden sollte. Da Obst jedoch viele wichtige

Vitamine, Mineralien und Ballaststoffe liefert, sollte man es nicht gänzlich aus dem Ernährungsplan streichen. Obstsorten wie Beeren aller Art, Pfirsiche, Wassermelone, Kiwi oder Zitrusfrüchte eignen sich dabei am besten.

Schließlich sollen Nüsse, Samen und Saaten angeführt werden. Viele Nussarten und Kerne sind sehr fetthaltig, haben im Gegensatz dazu jedoch keinen oder nur einen geringen Kohlenhydratanteil. Dadurch eigenen sich diese perfekt für eine Low Carb Ernährung. Nüsse, Samen und Saaten lassen sich super im Joghurt, Quark oder im Müsli integrieren und bewirken etwas Abwechslung beim Frühstück. Greifen Sie am besten zu Chiasamen, Leinsamen, Mandeln, Sonnenblumenkernen, Kokosflocken, Kürbiskernen, Kokosraspeln, Haselnüssen oder Flohsamenschalen.

Zusammenfassung

Das Frühstück ist die wichtigste Mahlzeit am Tag, da über die Nacht die Energiespeicher des Körpers ausgeleert werden. Folglich müssen diese am nächsten Morgen wieder aufgefüllt werden, um die Fastenzeit des Körpers nicht unnötig zu verlängern.

Die Aufnahme von Frühstück bewirkt ein höheres Sättigungsgefühl und liefert die nötige Energie, um fit und leistungsfähig in den Tag zu starten. Der Verzicht aufs Frühstück kann im Tagesverlauf zu Heißhungerattacken und zum Snacken von Süßem und Ungesundem führen. Demzufolge kann das Ausbleiben des Frühstücks zu einer erhöhten Kalorienzufuhr führen und somit das Risiko, an Übergewicht zu erkranken, erhöhen. Des Weiteren führt es, aufgrund von erhöhter Müdigkeit und

Konzentrationsabfall, zu einem Energietief im Laufe des Tages.

Vor allem für Kinder und Teenager ist es wichtig, morgens zu frühstücken, um sich so im Kindergarten oder der Schule konzentrieren zu können. Dabei sollte das Frühstück mehr sein, als nur eine Aufnahme von Nahrung. Das gemeinsame Frühstück mit der ganzen Familie hat großen Einfluss auf den Tagesverlauf des Kindes und ist ein schönes Morgenritual, um gemeinsam in den Tag zu starten.

Bieten Sie Ihrem Kind proteinreiche und fetthaltige Frühstücksvarianten an. Auch unterschiedliche Obst- und Gemüsesorten sind ein fester Bestandteil einer gesunden und vollwertigen Ernährung. Integrieren Sie tierische Produkte wie Wurstwaren und Milchprodukte in das Frühstück Ihres Kindes. Milchspeisen wie Joghurt oder Quark können zudem ganz einfach und lecker mit verschiedenen Nüssen, Samen oder Saaten ergänzt werden.

Die richtigen Lebensmittel und Zutaten

Die Deutsche Gesellschaft für Ernährung (DGE) hat zehn Regeln für eine vollwertige Ernährung zusammengestellt, auf welche im Folgenden näher eingegangen wird. Die Richtlinien werden von der DGE seit dem Jahre 1956 herausgegeben. Sie wurden zuletzt im Jahre 2017 überprüft und gründen auf zeitgemäßen wissenschaftlichen Kenntnissen. Eine vollwertige Ernährung sollte immer auf eine ausgeglichene Energiebilanz und eine bestmögliche Nährstoffzufuhr abzielen.

Der erste Punkt für eine vollwertige Ernährung ist

dabei der Genuss einer Lebensmittelvielfalt. Es gibt nicht ein Lebensmittel, welches alle wichtigen Nährstoffe, die ein Mensch für seine körperliche und geistige Leistungsfähigkeit braucht, in hinreichender Menge liefert. Aus diesem Grund müssen verschiedene Lebensmittel miteinander kombiniert werden, um so dem Körper alle wichtigen Nährstoffe zuzuführen. Das bedeutet auch, dass je mehr Abwechslung und Ausgewogenheit in einer Mahlzeit vorhanden ist, desto leichter ist es, den Nährstoffbedarf adäquat zu decken.

Ein weiterer essentieller Faktor ist eine ausreichende Zufuhr von Obst und Gemüse pro Tag. Diese enthalten wertvolle Inhaltsstoffe, die für den Menschen wichtig sind. Dazu zählen Vitamine, Ballaststoffe, Mineralien und sekundäre Pflanzenstoffe. Die Faustregel „5 am Tag" deutet hierbei an, dass man mindestens drei Portionen Gemüse (ca. 400g) und zwei Portionen Obst (ca. 250g) am Tag verzehren sollte. Damit alle wichtigen Vitamine im Obst und Gemüse enthalten bleiben, sollte man diese möglichst frisch essen und nur für einen kurzen Moment und nährstoffschonend garen. Die saisonale Auswahl an Obst und Gemüse gestaltet die Auswahl übers Jahr hinweg vielfältiger und bunter. Zudem wirken Obst und Gemüse sehr sättigend und haben einen hohen Wassergehalt. Der Verzehr kann das Risiko mindern, an Herz-Kreislauf-Leiden zu erkranken. Um die Menge des verzehrten Gemüses zu erhöhen, bietet es sich an, einfach den Gemüseanteil in den Mahlzeiten zu steigern.

Ferner schlägt die Deutsche Gesellschaft für Ernährung vor, bei Getreideprodukten die Vollkorn-Variante zu wählen. Vollkornprodukte beinhalten mehr Vitamine, Mineralien, Spurenelemente und Ballaststoffe als die Weißmehlprodukte. Besonders Ballaststoffe sorgen für eine gute Sättigung und tragen zu einer besseren Verdauung bei. Zudem können sich diese positiv auf die Blutfettwerte und den Blutzuckerspiegel auswirken. Im Zusatz mindern sie das Risiko von Herz-Kreislauf-Erkrankungen und Dickdarmkrebs. Beispiele für gute Vollkornprodukte sind Naturreis, Vollkornnudeln, Vollkornbrot, Getreideflocken und Müsli. Aber auch Kartoffeln, Hülsenfrüchte und Nüsse sollten dabei nicht in Vergessenheit geraten. Was Sie dabei beim Kauf von Vollkornbrot beachten sollten ist, dass in der Bezeichnung ganz deutlich „Vollkorn" steht. In vielen Fällen sind dunkel aussehende Brotsorten nämlich gar kein Vollkornprodukt. Vollkornbrote bestehen zu mindestens 90% aus Mahlerzeugnissen von Vollkorn, wobei sich die 90% auf den im Brot enthaltenen Getreideanteil beziehen. Auch bei Mehlgerichten können Sie zu Mehlen greifen, welche einen höheren Ausmahlungsgrad, wie beispielsweise Weizen- oder Dinkelmehl Type 1050, haben. Dadurch erhöhen Sie automatisch den Ballaststoffgehalt Ihrer Speisen.

Zusätzlich sollte die persönliche Ernährung, wenn

möglich, mit tierischen Lebensmitteln ergänzt werden. Gerade Milch- und Milchprodukte beinhalten gut zugängliches Eiweiß und die Vitamine A, B, D, sowie Kalzium und Jod. Zudem sind Eier empfehlenswert, da diese wertvolle Proteine, Jod, Eisen und die Vitamine B und D enthalten. Sie können in verschiedenen Varianten über den Tag hinweg aufgenommen werden. Auch Fleisch und Wurst sind gute Eiweiß-Lieferanten, welche darüber hinaus auch viel Eisen, Zink und das Vitamin B12 beinhalten. An dieser Stelle soll jedoch angemerkt werden, dass man gerade über Fleisch und vor allem über Wurstwaren unerwünschte Inhaltsstoffe aufnimmt, welche sich in der Folge nachteilig auf das Körpergewicht, den Fettstoffwechsel und die Harnsäurewerte auswirken können. Es sollte immer darauf geachtet werden Fleisch und Wurst zu kaufen, das fettreduziert sind und auch fettbewusst zubereitet wird.

Eine weitere Richtlinie der DGE ist die Nutzung gesundheitsfördernder Fette. Öle und Fette liefern essentielle Fettsäuren und helfen bei der Aufnahme von fettlöslichen Vitaminen. Sie haben jedoch eine hohe Energiedichte, weshalb Fette und Öle immer sparsam konsumiert werden sollten. Daneben ist außerdem die Qualität des Fettes von Bedeutung. Fette mit einer hohen Menge an einfach und mehrfach ungesättigten Fettsäuren gelten als förderlich für die Gesundheit. Dazu zählen Olivenöl, Walnussöl, Leinöl, Rapsöl und Sojaöl. Essentielle

Fettsäuren sind außerdem in Lebensmitteln wie Nüssen, Saaten und Samen enthalten.

Weiterhin sollten Salz und Zucker eingespart werden. Eine zu hohe Aufnahme von Kochsalz fördert die Entstehung von Bluthochdruck. Die Aufnahme von übermäßig viel Zucker begünstigt dagegen Übergewicht und die Bildung von Karies. Zudem enthalten die meisten zuckerhaltigen Produkte kaum Nährstoffe. Durch den Konsum dieser wird auf der anderen Seite vermehrt auf nährstoffreiche Lebensmittel verzichtet, was in der Folge zu einer Mangelernährung führen kann.

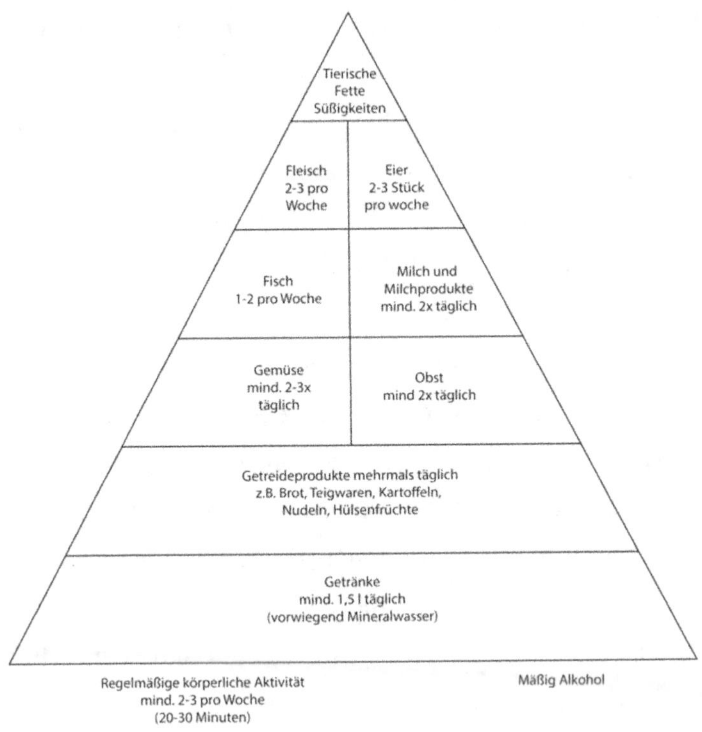

Der menschliche Körper besteht zu 70% aus Wasser, wodurch dieser eine ausreichende Zufuhr von Flüssigkeit benötigt, um zu funktionieren. Auch im Rahmen einer vollwertigen Lebens- und Ernährungsweise sollte unbedingt auf eine ausreichende Wasserzufuhr geachtet werden.

Neben der richtigen Auswahl von Lebensmitteln ist auch deren Aufbewahrung und schonende Zubereitung wichtig. Licht, Wasser, Wärme und Sauerstoff können sich negativ auf einige Inhaltsstoffe auswirken, die dabei aber lebensnotwendig sind. Zudem geht ein Vitaminverlust mit einer unangemessenen Lagerung und Vor- und Zubereitung einher.

Achten Sie darüber hinaus auch immer darauf, bewusst und genussvoll zu essen. Eine gesunde und vollwertige Ernährung ist ein wichtiger Bestandteil des Lebens, wird jedoch erst durch ausreichende Bewegung vollendet.

Als letzten Punkt soll in diesem Kapitel auf Lebensmittelallergien bei Kindern und Teenagern und mögliche Alternativen eingegangen werden. Auch wenn Sie bestimmte Lebensmittel bei der Zubereitung von verschiedenen Speisen, aufgrund von Allergien, vermeiden müssen, ist es trotzdem möglich, einen gesunden und abwechslungsreichen Speiseplan zu erstellen. Versuchen Sie, nur die Lebensmittel zu vermeiden, welche bei Ihrem Kind nachgewiesene allergische Reaktionen auslösen. Gestalten Sie die Mahlzeiten ansonsten vielfältig und versuchen Sie, Einseitigkeit zu vermeiden. Zudem sollten Sie nicht gänzlich auf bestimmte Rezepte verzichten, nur weil der Verdacht einer Allergie besteht. Nutzen Sie Ersatzlebensmittel für die Zubereitung von Speisen. Als Ei-Ersatz bietet sich wunderbar Eiersatzpulver an. Zudem gibt es pflanzliche Ersatzprodukte, welche man mit Wasser anrühren muss.

Auch Kuhmilch kann ganz einfach durch Sojamilch, Mandelmilch oder Kokosnussmilch ersetzt werden. Liegt bei Ihrem Kind eine Nussallergie vor und kann es deswegen seine Lieblingsschokolade nicht mehr essen, greifen Sie auf nussfreie Schokolade zurück. Sollte Ihr Kind eine Weizenallergie haben, können Sie glutenfreies Mehl und Getreide verwenden. Zöliakie ist der wissenschaftliche Name für diese Allergieart. Sie wird ausgelöst, wenn man glutenhaltige Lebensmittel zu sich nimmt, wobei Durchfall und Magenbeschwerden als Folgen auftreten können. Weichen Sie bei einer Weizenallergie auf glutenfreie Lebensmittel wie Reis, Buchweizen, Quinoa, Hirse oder Amarant aus. Ferner kann auch eine Fructoseintoleranz vorliegen, gegen die ganz leicht durch künstliche Süßstoffe bzw. Stevia Abhilfe geschaffen werden kann.

Auch bei einer Lebensmittelallergie bildet eine ausgewogene und gesunde Ernährung die Basis. Eine Allergie sollte Sie niemals davon abbringen, Ihrem Kind alle wichtigen Nährstoffe zur Verfügung zu stellen, um so ein optimales Wachstum zu gewährleisten.

Zusammenfassung

Die bewusste Auswahl der richtigen Lebensmittel ist unabdingbar für eine gesunde, vollwertige Ernährung. Die zehn Regeln, welche von der Deutschen Gesellschaft für Ernährung (DGE) aufgestellt wurden, geben dabei einen guten ersten Überblick für die Auswahl der richtigen Lebensmittel.

Gehen Sie sicher, dass Ihre Familie eine große Vielfalt an Lebensmitteln genießt, da mehrere Lebensmittel benötigt werden, um den Körper mit wichtigen Nährstoffen in ausreichender Menge zu versorgen. Integrieren Sie mehr Obst und Gemüse in die Mahlzeiten und bieten Sie Ihrem Kind auch zwischendurch mal welches als kleinen Snack an. Obst und Gemüse ist voll von vielfältigen Inhaltsstoffen wie Vitaminen, Mineralien und

Ballaststoffen. Auch Vollkornprodukte sind reich an Ballaststoffen, welche für eine bessere Sättigung und angeregte Verdauung sorgen. Tierische Lebensmittel wie Milchprodukte, Eier, Fleisch und Wurstwaren sind wertvolle Lieferanten von Eiweiß, Eisen, Kalzium und verschiedenen Vitaminen. Integrieren Sie diese also, wenn möglich, in die Ernährung Ihrer ganzen Familie. Nutzen Sie zudem gesundheitsfördernde Fette. Als gesundheitsfördernde Fette werden dabei all diese bezeichnet, welche einen hohen Anteil an einfach und mehrfach ungesättigten Fettsäuren besitzen. Reduzieren Sie den Zucker- und Salzkonsum, da dies zu Übergewicht, Karies, Mangelernährung und der Entstehung von Bluthochdruck führen kann. Achten Sie auf eine ausreichende Wasserzufuhr, um körperliche und geistige Leistungen gut erbringen zu können. Darüber hinaus sollten Sie Lebensmittel zu Hause adäquat lagern und schonend zubereiten, damit lebenswichtige Inhaltsstoffe enthalten bleiben. Achten Sie darauf, dass Ihre Familie achtsam und mit Genuss isst und dass sich alle ausreichend bewegen. Auch bei einer Lebensmittelallergie kann durch den Austausch von speziellen Ersatzprodukte eine gesunde Ernährungsweise geschaffen werden. Eine vollwertige Ernährung sollte immer auf eine ausgeglichene Energiebilanz und eine bestmögliche Nährstoffzufuhr abzielen.

Das Anrichten des Frühstücks

Da das Auge bekanntermaßen mitisst, ist das schmackhafte Anrichten des Frühstücks wichtig. Um das Frühstück fürs Kind anzurichten, muss es nicht immer kompliziert sein.

Forscher des Future Consumer Lab in Kopenhagen haben die Theorie untersucht, dass das Anrichten der Speisen durch die Eltern Einfluss darauf hat, wie gern Kinder das vorgegebene Gericht essen. Dabei haben sie 100 Kindern, von denen 50 im Alter zwischen sieben und acht Jahren waren und 50 Kinder im Alter zwischen zwölf und 14, mehrere Fotos von verschiedenen Speisen gezeigt, die jeweils unterschiedlich drapiert wurden. Die Ergebnisse zeigten, dass gerade die jüngeren Mädchen die Bilder von Speisen bevorzugten, bei denen sich die einzelnen Elemente nicht berührten. Jungs in dem Alter hingegen zeigten keine eindeutigen Tendenzen. Im Gegensatz dazu favorisierten die älteren Kinder prinzipiell das Anrichten von Mahlzeiten, bei denen die einzelnen Bestandteile vermischt wurden. Versuchen Sie bei der nächsten Zubereitung des Frühstücks diese beiden Methoden zu beachten.

Darüber hinaus sollten Sie versuchen, das Frühstück witzig und kreativ anzurichten. Dadurch bringen Sie Ihr Kind dazu, auch die gesunden Zutaten zu probieren. Zudem wird sich Ihr Kind mit Sicherheit über Ihre Kreativität freuen. Sandwiches und Brötchen können dabei in Form von Gesichtern mit Augen und Zunge gestaltet werden. Kinder lieben süße Speise zum Frühstück. Wenn Sie das nächste Mal also leckere Pancakes oder Waffeln zubereiten, gestalten Sie diese doch einfach mal in Form von Tieren. Das wird dafür sorgen, dass Ihr Kind direkt mit guter Laune in den Tag startet. Versuchen Sie sich doch auch einfach mal an der süßen Raupe Nimmersatt, die Sie ganz einfach mit buntem Gemüse kreieren können. Gestalten Sie zum Frühstück doch mal eine Figur aus dem Lieblingsmärchen Ihres Kindes. Auch die Pausenbrote Ihres Teenagers können witzig gestaltet werden und so zum Essen anregen. Erzählen Sie mit den Frühstücksgerichten kreative Geschichten und begeistern Sie Ihr Kind für die vorgesetzten Lebensmittel.

Bereiten Sie die Speisen zudem mundgerecht zu. Dadurch greifen Kinder leichter zu und probieren so auch die Lebensmittel, die sie bisher noch nicht kannten bzw. mochten.

WENN DAS KIND NICHT ZU HAUSE FRÜHSTÜCKEN WILL

Eine Studie, welche unter anderem vom Kinderschutzbund durchgeführt wurde, zeigt, dass aus über 10.000 befragten Kindern jedes dritte Kind im Alter von neun bis 14 Jahren morgens nur kaum oder gar nicht frühstückt.

Aus einer Forsa-Umfrage der Techniker Krankenkasse, welche 1000 Eltern in ganz Deutschland befragte, geht zudem hervor, dass jedes siebte Kind ohne morgens zu frühstücken zur Schule geht. Dabei gab jedes vierte Elternteil an, dass das eigene Kind am Morgen keinen Hunger hat. Ferner sagten jede dritte Mama und jeder vierte Papa, dass für das Frühstück am Morgen nicht genügend Zeit zur Verfügung stehe.

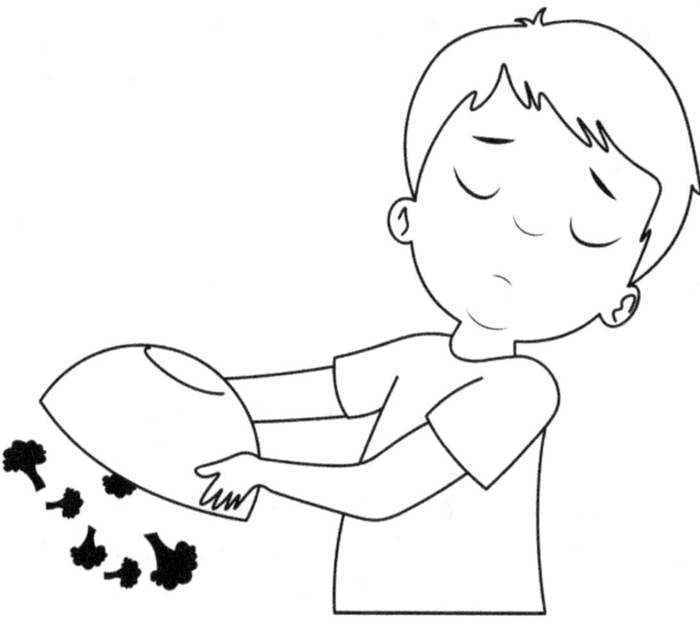

Die Gründe, warum Kinder morgens mit leerem Magen in die Schule gehen, sind vielfältig. Experten und Ernährungswissenschaftler warnen dabei jedoch eindringlich vor den möglichen Konsequenzen eines Verzichts auf das Frühstück. Kinder und Teenager, die ohne zu Frühstücken aus dem Haus gehen, leiden an Konzentrationsmangel, Nervosität und sind leicht reizbar. Zudem neigen diese zu großen Heißhungerattacken während der Pausenzeiten und sind dadurch für Süßigkeiten anfälliger.

Klar ersichtlich ist also, dass Kinder und Teenager nur dann wirklich leistungsfähig sind, wenn sie morgens Zeit zum Frühstücken haben. Ein gesundes Frühstück liefert Ihrem Kind die nötige Energie, die es braucht. Falls Ihr Kind morgens jedoch nicht zu Hause frühstücken will, sollten Sie es keinesfalls zum Essen drängen. Viele Kinder sind morgens einfach nicht hungrig, anderen genügt ein kleines Frühstück.

In der Ernährungswissenschaft existieren zwei Arten von Frühstück. Die Summe dieser beiden Frühstücksmahlzeiten ergibt das gesamte Frühstück. Hat Ihr Kind morgens also nur einen kleinen Hunger, fällt das erste Frühstück morgens geringer aus. Das zweite Frühstück im Kindergarten oder in der Schule ist dann dagegen größer. Hat Ihr Kind morgens einen großen Appetit, ist das erste Frühstück größer und das folgende kleiner. Falls diese Frühstücksvariante nichts für Ihr Kind sein sollte und es trotzdem morgens nichts essen möchte, können Sie gerne versuchen, das Frühstück reizvoller und abwechslungsreicher zu gestalten. Ein lustiger Teller mit Aufdruck oder ein aufregendes Glas können dabei helfen, das Interesse des Kindes fürs Frühstück zu wecken. Möglicherweise isst Ihr Kind auch lieber herzhaft als süß.

Versuchen Sie, Ihr Kind beim Frühstück miteinzubinden und ermutigen Sie es, morgens etwas zu essen. Nehmen Sie sich ausreichend Zeit und sitzen Sie mit Ihrem Kind zusammen am Tisch. Wenn Sie wissen, dass Ihre Zeit morgens knapp ist, versuchen Sie, etwas früher aufzustehen und bereiten Sie am Abend zuvor alles

Wichtige vor. Probieren Sie neue Frühstücksrezepte aus. Vielleicht bereiten Sie morgens mal einen frischen und gesunden Smoothie zu?

Möchte Ihr Kind überhaupt nichts frühstücken, achten Sie zumindest darauf, dass es ein Glas Tee, Kakao, Milch oder Saft trinkt und geben Sie Frühstück mit auf den Weg.

Zusammenfassung

Den Ergebnissen mehrerer Studien zu Folge, frühstücken viele Kinder und Jugendliche morgens nicht, bevor sie in den Kindergarten oder in die Schule gehen. Die Ursachen für das Auslassen des Frühstücks sind dabei vielfältig. Da Experten und Ernährungswissenschaftler jedoch eindeutig vor den möglichen Konsequenzen warnen, sollten Sie Ihr Kind nicht aus dem Haus gehen lassen, solange dieses nicht wenigstens eine Kleinigkeit im Magen hat.

Wichtig beim Frühstück mit Ihrem Kind ist, immer mit gutem Beispiel voranzugehen. Zwingen Sie Ihr Kind keinesfalls zum Essen. Manche Kinder sind morgens einfach noch nicht hungrig. Versuchen Sie stets, gemeinsam eine Lösung und einen Weg zu finden, sodass Ihr Kind nicht hungrig und ohne Essen das Haus verlassen muss.

Vielleicht kochen Sie einmal gemeinsam das Lieblingsfrühstück Ihre Kindes. Beziehen Sie die Wünsche Ihres Kindes in die Frühstücksplanung mit ein. Gestalten Sie das Frühstück ansprechend und bieten Sie Ihrem Sprössling abwechslungsreiche Speisen an. Bereiten Sie anstatt eines süßen Frühstücks einfach mal ein herzhaftes Gericht vor oder versuchen Sie es mit einem leckeren, frischen Saft. Achten Sie darauf, dass Ihr Kind morgens zumindest immer etwas trinkt.

Wenn ihr Kind kein Obst und kein Gemüse mag

Natürlich sollten Sie Ihrem Kind bereits von klein auf gute Essgewohnheiten beibringen. Falls sich Ihr Kind trotz dessen weigert, bestimmte Lebensmittel, zu welchen in den meisten Fällen Obst und Gemüse zählen, zu essen, ist auch dies kein Grund zur Beunruhigung. Mit ein paar einfachen Tipps können Sie Ihr Kind ganz leicht dazu bringen, wieder Obst und Gemüse zu essen.

Zuerst ist es wichtig, dass Sie keinen Druck auf Ihr Kind ausüben oder es gar zwingen, bestimmte Speisen zu essen. Dieser Druck löst lediglich Gegendruck aus, welcher dazu führen kann, dass Ihr Kind erst recht nicht mehr das isst, was Sie kochen und im schlimmsten Fall kann es der erste Schritt in eine Essstörung sein. Zudem meint Katja Kröller, Ernährungspsychologin der Universität Potsdam, dass man einem Kind nicht androhen sollte, dass es heute keinen Naschtisch gibt, solange das Gemüse nicht aufgegessen wurde. Dadurch verbindet das Kind mit dem Gemüse etwas Negatives, da das Essen so extra belohnt werden muss. Dies kann dazu führen, dass eine starke Abneigung dem gegenüber entwickelt wird.

Versuchen Sie, die Mahlzeiten zu Hause zu rotieren und so vielfältig zu gestalten. Bereiten Sie jeden Tag eine Speise mit neuen Obst- und Gemüsesorten zu. Dadurch kann das Kind neue Konsistenzen und Geschmäcker kennen- und lieben lernen. Das führt dazu, dass es Neuem gegenüber offener wird und bereit ist, verschiedene Speisen mit unterschiedlichem Obst und Gemüse auszuprobieren. Dabei müssen Sie jedoch nicht zwingend unterschiedliche Lebensmittel verwenden. Allein eine veränderte Zubereitung kann Abhilfe schaffen. Geben Sie Ihrem Kind beispielsweise einen geriebenen Apfel anstatt eines geschnittenen.

Oft akzeptieren Kinder Gemüse nur dann, wenn dieses entsprechend verarbeitet ist. Die Art und Weise der Zubereitung hat direkte Auswirkungen auf die

Verdaulichkeit. Dabei sind die Verdauungsprozesse individuell. Was für das eine Kind gut ist, muss nicht zwingend auch für ein anderes Kind passend sein. Probieren Sie also einfach mal eine andere Methode der Verarbeitung aus, um das Gemüse Ihrem Kind schmackhaft zu machen.

Kinder tolerieren Gemüse besonders dann, wenn Eltern es in das Gericht einbetten. Ein gutes Beispiel dafür ist Pizza, welche von wahrscheinlich jedem Kind sehr gern gegessen wird. Bei einer Pizza gehören die Tomaten einfach mit dazu und Kinder würden sich wahrscheinlich nie dagegen wehren, diese mitzuessen. Gemüse lässt sich zudem auch gut in Soßen verstecken. Vielleicht verpassen Sie Ihren Gerichten auch einfach neue kinderfreundliche Namen, welche nicht andeuten, dass Gemüse beinhaltet ist. Kinder lernen durch Beobachtung und Nachahmung. Dieses soziale Lernen gucken sie sich in den meisten Fällen bei ihren Eltern ab. Seien Sie ein Vorbild und leben Sie Ihrem Kind gute Ess- und Ernährungsgewohnheiten vor, anstatt diese immer nur zu predigen.

Ferner können Sie das Herantasten an Obst und Gemüse mit gemeinsamen Aktivitäten verbinden. Pflanzen Sie gemeinsam mit Ihrem Kind eine Tomaten- oder Bohnenpflanze auf dem Balkon oder dem Fensterbrett. Gießen, pflegen, ernten und kochen Sie diese schließlich zusammen. Möglicherweise steigert das das Interesse Ihres Kindes. Im Zusatz bietet es sich an, gemeinsam frische

Säfte zu pressen oder leckere Smoothies zu mixen. Auch Obstspieße sind eine gute Möglichkeit, Ihrem Kind Obst näher zu bringen. Spießen Sie dafür einfach ein paar Früchte auf einen Holzspieß und tauchen Sie diese gemeinsam in Schokolade ein. Sollte dies Ihrem Kind gefallen, wird es sicherlich auch bereit sein, das Obst ganz ohne die Schokolade zu essen. Zudem liebt jedes Kind Eis. Warum also nicht einfach mal ein Eis aus Obstpüree machen? Kleine Tricks können sehr viel bewirken.

Außerdem ist ein Fehler, den manche Eltern in Bezug auf das Essverhalten und die Ablehnung bestimmter Lebensmittel durch ihre Kinder machen, inkonsequent zu sein und nachzugeben. Wenn Sie in den Momenten, in denen Ihr Kind weint, weil es das Lieblingsessen nicht bekommt, nachgeben, signalisiert dies dem Kind, dass das Jammern eine gute und funktionierende Methode ist, um das zu bekommen, was es will.

In manchen Fällen kann jedoch auch eine Allergie bzw. eine Lebensmittelunverträglichkeit vorliegen und der Grund für die Verweigerung bestimmter Lebensmittel sein. Dies ist zum Glück jedoch meistens die Ausnahme und kann sehr gut mit dem Kinderarzt besprochen und abgeklärt werden.

Zusammenfassung

Abschließend soll zusammenfassend nochmal verdeutlicht werden, dass Sie Ihr Kind ermutigen sollten, hin und wieder mal neue Obst- und Gemüsesorten auszuprobieren. Setzen Sie Ihr Kind dabei keines Falls unter Druck oder zwingen es gar, Speisen mit neuen Obst- und Gemüsesorten zu probieren. Druck löst nur Gegendruck aus und wird nie zu dem gewünschten Ergebnis führen. Drohen Sie Ihrem Kind nicht mit dem Verlust des Nachtischs, falls das Gemüse nicht aufgegessen wurde, da dies zu einer starken Abneigung führen kann.

Akzeptieren Sie die Vorlieben Ihres Kindes und versuchen Sie, damit zu arbeiten. Integrieren Sie langsam aber konstant neue Obst- und Gemüsesorten in verschiedenen Variationen, auf unterschiedliche Art und Weise zubereitet in die Mahlzeiten Ihres Kindes. Die Verarbeitung hat oftmals direkten Einfluss auf die Verdauung. Versuchen Sie, das Gemüse in die Speisen einzubetten.

Verbinden Sie das Kennenlernen neuer Obst- und Gemüsesorten mit gemeinsamen Aktivitäten und seien Sie kreativ in der Essenszubereitung. Abwechslung ist ein viel besserer Weg als Zwang. Gehen Sie gemeinsam mit Ihrem Kind einkaufen und lassen Sie es neues Obst und Gemüse aussuchen, welches auch Sie vielleicht noch nicht kennen. Am Abend können Sie diese neuen Sorten dann gemeinsam verwerten. Falls eine Lebensmittelunverträglichkeit bzw. Allergie vorliegt, sollten Sie dies unverzüglich mit dem Kinderarzt abklären.

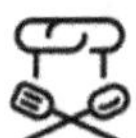

33 Low Carb Frühstücksideen für Kinder – Süße Frühstücksideen

LIEBLINGSLIMONADE

Nährwerte pro 350ml Glas: 7 kcal, 1g Kohlenhydrate, 1g Fett, 1g Eiweiß

Zutaten:

Tee nach Geschmack
Süßungsmittel

Zubereitung:

1. Bereiten Sie einen beliebigen Tee, je nach Geschmack, zu und lassen Sie ihn abkühlen.

2. Süßen Sie den Tee nach Belieben und servieren Sie diesen eiskalt.

FROZEN JOGHURT

Nährwerte pro Portion: 81 kcal, 8g Kohlenhydrate, 2g Fett, 8g Eiweiß

Zutaten für 2 Portionen:

1 Eiweiß

200g Naturjoghurt, 1,5% Fett

50ml Milch, 1,5% Fett

flüssiger Süßstoff

Aroma der Wahl

Zubereitung:

1. Schlagen Sie das Eiweiß steif.

2. Vermischen Sie den Naturjoghurt mit der Milch in einer Schüssel und schmecken Sie alles mit Süßstoff und einem Aroma Ihrer Wahl ab.

3. Heben Sie das Eiweiß vorsichtig unter.

4. Stellen Sie die Schüssel für etwa zwei Stunden ins Gefrierfach, wobei Sie den Joghurt alle 20 Minuten umrühren sollten, damit keine Eiskristalle entstehen.

5. Sie können nun den Frozen Joghurt nach Belieben mit verschiedenen Toppings verzieren.

ROTKÄPPCHENS LIEBLINGSJOGHURT

Nährwerte: 111 kcal, 5g Kohlenhydrate, 4g Fett, 12g Eiweiß

Zutaten:

250g griechischer Joghurt

25g Blaubeeren

25g Himbeeren

1 TL Chiasamen

1 TL Leinsamen, geschrotet

optional Süßungsmittel

Zubereitung:

1. Waschen und trocknen Sie die Beeren.

2. Geben Sie den Joghurt in eine Schüssel und vermischen Sie ihn mit den Leinsamen, damit diese besser aufquellen können.

3. Bei Bedarf können Sie den Joghurt mit einem beliebigen Süßungsmittel süßen.

4. Verteilen Sie Beeren und Chiasamen auf dem Joghurt und genießen Sie diesen.

POCAHONTAS SMOOTHIE

Nährwerte: 117 kcal, 18g Kohlenhydrate, 1g Fett, 8g Eiweiß

Zutaten:

200ml Buttermilch

100g Aprikosen

Zubereitung:

1. Geben Sie die Aprikosen und die Buttermilch in einen Mixer und pürieren Sie diese.

FRÜCHTE IM JOGHURTBAD

Nährwerte: 132 kcal, 18g Kohlenhydrate, 3g Fett, 6g Eiweiß

Zutaten:

125g Naturjoghurt, ungesüßt

100g Früchte nach Wahl

1 EL Erythrit

Zubereitung:

1. Waschen und trocknen Sie die Beeren.

2. Geben Sie den Joghurt in eine Schüssel und vermischen Sie ihn mit dem Erythrit.

3. Verteilen Sie die Beeren auf dem Joghurt.

DORNRÖSCHEN MÜSLI

Nährwerte: 138 kcal, 6g Kohlenhydrate, 5g Fett, 16g Eiweiß

Zutaten:

120g Magerquark

2-3 Walnüsse

1 EL Leinsamen, gemahlen

Obst der Saison

optional 1 Prise Zimt

Zubereitung:

1. Zerkleinern Sie die Walnüsse, fügen Sie einen gehäuften Esslöffel gemahlene Leinsamen hinzu und vermischen Sie alles gut miteinander.

2. Geben Sie den Magerquark und das Obst hinzu.

3. Auf Wunsch können Sie das Müsli mit etwas Zimt würzen.

CHARLIES SCHOKOLADENTRAUM

Nährwerte: 163 kcal, 2g Kohlenhydrate, 11g Fett, 15g Eiweiß

Zutaten für 2 Portionen:

2 Eier

125g griechischer Joghurt

25ml Magermilch

10g Backkakao

2 TL Stevia

½ TL Mandelaroma

Zubereitung:

1. Trennen Sie die Eier und vermischen Sie das Eigelb mit dem griechischen Joghurt, der Magermilch, dem Backkakao, dem Stevia und dem Mandelaroma und mixen Sie alles gut durch.

2. Schlagen Sie das übrige Eiweiß steif und heben Sie dieses vorsichtig unter den vorbereiteten Teig.

3. Stellen Sie das Mousse Au Chocolat für mindestens zwei Stunden in den Kühlschrank.

4. Optional können Sie das fertige Mousse au Chocolat, vor dem Servieren zum Frühstück, mit Schokoraspeln verzieren.

HIGH PROTEIN SKYR-SHAKE

Nährwerte: 217 kcal, 16g Kohlenhydrate, 1g Fett, 34g Eiweiß

Zutaten:

300g Skyr, Natur

50g Blattspinat, am besten TK

50g Himbeeren, am besten TK

Zubereitung:

1. Halbieren Sie die 300g Skyr und stellen Sie eine Hälfte zur Seite. Die andere Hälfte halbieren Sie erneut, sodass Sie am Ende eine Hälfte und zwei Viertel erhalten.

2. Nehmen Sie nun jeweils die beiden Viertel und mixen Sie eine Hälfte mit den gefrorenen Himbeeren und geben Sie die andere Hälfte gemeinsam mit dem gefrorenen Spinat in einen Mixer und mixen diese.

3. Im Anschluss schichten Sie alles im Wechsel in einem Glas.

GRIEßBREI

Nährwerte: 228 kcal, 25g Kohlenhydrate, 8g Fett, 10g Eiweiß

Zutaten:

1 Ei

40g Beerenmischung

30g Grieß

250ml Mandelmilch, ungesüßt

10g Skyr Joghurt, 0,2% Fett

15g Erythrit

Salz

optional Vanillearoma

Zubereitung:

1. Geben Sie die Mandelmilch gemeinsam mit dem Erythrit und dem Vanillearoma in einen Topf und bringen Sie diese kurz zum Kochen.

2. Nehmen Sie den Topf vom Herd und rühren Sie den Grieß langsam unter.

3. Trennen Sie das Ei und geben Sie nur das Eigelb hinzu.

4. Stellen Sie den Topf erneut auf den Herd.

5. Schlagen Sie das Eiweiß steif und heben Sie es vorsichtig unter.

6. Nehmen Sie den Topf vom Herd.

7. Geben Sie den Skyr Joghurt hinzu und verrühren Sie diesen.

8. Pürieren Sie die Beerenmischung und geben Sie diese als Topping dazu.

OMAS MILCHREIS

Nährwerte: 263 kcal, 8g Kohlenhydrate, 12g Fett, 32g Eiweiß

Zutaten:

250g körniger Frischkäse

ein Schuss fettarme Milch oder Wasser

1 TL Süßungsmittel

½ TL Zimt

Zubereitung:

1. Verrühren Sie den körnigen Frischkäse mit der Milch bzw. dem Wasser.

2. Geben Sie etwas Süßungsmittel und Zimt hinzu.

3. Wenn genug Zeit vorhanden ist, können Sie den Milchreis gerne für etwa 15 Minuten ins Gefrierfach oder 30 Minuten in den Kühlschrank stellen, um so eine milchreisähnlichere Konsistenz zu erhalten.

4. Toppen Sie den Milchreis mit Früchten nach Belieben. Besonders lecker ist der Milchreis in Kombination mit heißen Kirschen.

LILLIFEE BOWL

Nährwerte: 328 kcal, 19g Kohlenhydrate, 21g Fett, 10g Eiweiß

Zutaten für den Smoothie:

80ml Buttermilch

70g Himbeeren

50ml Kokosmilch

1 EL Weizenkleie

1 TL Erythrit

1 TL Kokosraspeln

½ Spritzer Zitronensaft

etwas Vanilleextrakt

Salz

Für das Topping:

5 Himbeeren

½ EL Mandeln, gehobelt

½ EL Kokosraspeln

½ EL Kürbiskerne

½ TL Chiasamen

Zubereitung:

1. Geben Sie für den Smoothie alle Smoothie-Zutaten in einen Mixer und mixen Sie diese.

2. Für das Topping vermengen Sie die Himbeeren mit den Kokosraspeln und dekorieren damit die Smoothie-Bowl.

3. Verfeinern Sie die Bowl im Anschluss mit Chiasamen, Mandeln und Kürbiskernen und genießen Sie diese.

BEERIGER CINDERELLAJOGHURT

Nährwerte: 358 kcal, 25g Kohlenhydrate, 22g Fett, 11g Eiweiß

Zutaten:
225g Joghurt, 1,5% Fett
50ml Schlagsahne
50g Himbeeren
50g Blaubeeren
½ Vanilleschote

Zubereitung:
1. Schneiden Sie die Vanilleschote längs auf, entfernen Sie das Mark und vermischen Sie dies mit dem Joghurt.

2. Schlagen Sie die Sahne steif und heben Sie diese unter.

3. Waschen Sie die Himbeeren und Blaubeeren und trocknen Sie die Beeren.

4. Füllen Sie die Hälfte der Joghurtmischung in ein Glas, verteilen Sie die Beeren darauf und geben zuletzt den restlichen Joghurt hinzu.

KÖNIG DER MÜSLIS

Nährwerte: 434 kcal, 14g Kohlenhydrate, 28g Fett, 26g Eiweiß

Zutaten:

120g Magerquark

30ml Milch

20g Mandeln, gehackt

20g Walnüsse, gehackt

1 Clementine oder 1 Handvoll Beeren der Saison

2 EL Leinsamen

1 EL Kokosflocken

1 TL reines Kakaopulver

Zubereitung:

1. Schälen Sie die Clementine und schneiden Sie diese in kleine Stücke.

2. Geben Sie Mandeln, Walnüsse, Leinsamen und Kokosflocken in eine Schüssel.

3. Verrühren Sie den Magerquark mit der Milch, bis beides cremig ist.

4. Anschließend verrühren Sie alle Zutaten miteinander in der Schüssel und geben das Kakaopulver als Abschluss über das fertige Müsli.

IRON MAN PORRIDGE

Nährwerte: 632 kcal, 8g Kohlenhydrate, 52g Fett, 23g Eiweiß

Zutaten:

200ml Mandelmilch, ungesüßt

200ml Wasser

60g gemahlene Mandeln

4 EL geschrotete Leinsamen

1 EL Chiasamen

Salz

optional Süßungsmittel

Zubereitung:

1. Erhitzen Sie die Mandelmilch und das Wasser in einem Topf.

2. Geben Sie die gemahlenen Mandeln, die Chiasamen, die Leinsamen und eine Prise Salz hinzu.

3. Lassen Sie die Zutaten für etwa acht Minuten unter Rühren kochen.

4. Optional können Sie noch Süßungsmittel hinzufügen.

PORRIDGE MIT NÜSSEN UND SAMEN

Nährwerte: 668 kcal, 10g Kohlenhydrate, 46g Fett, 40g Eiweiß

Zutaten:

150ml Mandelmilch oder laktosefreie Milch

50g Mandelmehl, entölt oder zermahlene Mandeln

40g Hanfsamen

2 EL Leinsamen

1 EL Chiasamen

1 TL Erythrit oder Stevia

1 TL Zimt

1 TL pures Vanilleextrakt

Für das Topping:

3 Paranüsse

1 TL Hanfsamen

Zubereitung:

1. Geben Sie alle Zutaten bis auf das Mandelmehl in einen Topf und mischen Sie diese miteinander.

2. Bringen Sie die Masse auf mittlerer Stufe unter konstantem Rühren zum Erhitzen, bis sich kleine Blasen bilden.

3. Lassen Sie das Porridge für etwa ein bis zwei Minuten ziehen.

4. Geben Sie das Mandelmehl sowie die drei Paranüsse und einen Teelöffel Hanfsamen als Garnitur hinzu.

SANDMÄNNCHENS TRAUM

Nährwerte: 802 kcal, 19g Kohlenhydrate, 70g Fett, 13g Eiweiß

Zutaten:

200ml Kokosmilch, ungesüßt, cremig

50g Blaubeere

10g Walnusskerne

3 EL Chiasamen

1 EL Kokosraspeln

1 TL Stevia Extrakt, flüssig

0.5 TL Zitronenschale, gerieben

Zubereitung:

1. Verrühren Sie die Chiasamen mit den Kokosraspeln in einer Schüssel.

2. Fügen Sie die Kokosmilch, die geriebene Zitronenschale und das Stevia hinzu und vermengen Sie alles gut miteinander. Stellen Sie die Schüssel über Nacht in den Kühlschrank.

3. Nehmen Sie den Chiapudding am nächsten Morgen aus dem Kühlschrank und verzieren Sie diesen mit Blaubeeren und Walnüssen.

WINNIE POOHS LIEBLINGSAUF-STRICH

Nährwerte für den gesamten Aufstrich: 802 kcal, 19g Kohlenhydrate, 64g Fett, 32g Eiweiß

Zutaten:

125g Erdnussbutter

1 TL Vanilleextrakt

1 TL Kakaopulver

etwas Stevia oder anderes Süßungsmittel

Zubereitung:

1. Vermengen Sie Erdnussbutter, Vanilleextrakt und Kakaopulver miteinander.

2. Fügen Sie vorsichtig das Stevia hinzu. Probieren Sie zwischendurch und süßen Sie gegebenenfalls nach.

3. Bewahren Sie den Erdnuss-Schoko-Aufstrich im Kühlschrank auf und genießen Sie ihn nach Belieben.

Herzhafte Frühstücksideen

SCHNEEWITTCHEN UND DIE 10 BRÖTCHEN

Nährwerte pro Brötchen: 102 kcal, 2g Kohlenhydrate, 6g Fett, 9g Eiweiß pro Brötchen

Zutaten für 10 Brötchen:

6 Eier

300g Magerquark

80g Flohsamenschalen

4 EL Chiasamen

4 EL Leinsamen

2 TL Backpulver

Salz

optional Sesam

Zubereitung:

1. Heizen Sie den Backofen auf 180 °C Ober-/Unterhitze vor.

2. Verrühren Sie Flohsamenschalen, Chia- und Leinsamen, Backpulver und Salz in einer Schüssel.

3. Geben Sie die restlichen Zutaten hinzu und kneten Sie diese gut durch, bis daraus ein Teig wird.

4. Formen Sie aus der Teigmasse zehn gleich große Brötchen und legen Sie diese auf ein Backblech, auf welchem Sie zuvor Backpapier ausgelegt haben.

5. Optional können Sie die Brötchen noch mit einigen Sesamkörnern bestreuen.

6. Backen Sie die Brötchen für etwa 30 Minuten im Backofen, bis diese goldbraun sind. Machen Sie zwischendurch Stichproben.

7. Genießen.

SINDBADS SCHIFFCHEN

Nährwerte: 144 kcal, 10g Kohlenhydrate, 5g Fett, 12g Ei-weiß

Zutaten:

100g Salatgurke oder 1 Mini-Gurke

75g körniger Frischkäse, 0,8% Fett

3 Kirschtomaten

1 TL Sonnenblumenkerne

2 Stiele Basilikum

Salz

Pfeffer

Zubereitung:

1. Waschen Sie die Gurke und halbieren Sie sie längs. Im Anschluss entkernen Sie diese mit einem Teelöffel.

2. Rösten Sie die Sonnenblumenkerne ohne Fett hell-braun in einer Pfanne.

3. Waschen Sie die Tomaten und schneiden Sie diese in kleine Würfel.

4. Vermischen Sie den Frischkäse in einer Schüssel mit den Sonnenblumenkernen und den Tomatenwürfeln.

5. Zuletzt befüllen Sie die Gurkenhälften mit dem Frischkäse und bestreuen diese mit Basilikum.

GEMÜSE MINIONS MIT QUARK

Nährwerte: 190 kcal, 17g Kohlenhydrate, 6g Fett, 13g Ei-weiß

Zutaten:

375g verschiedenstes Gemüse wie Gurke, Paprika oder Sellerie

50g griechischer Joghurt

50g Magerquark

50g saure Sahne

5g Petersilie

5g Schnittlauch

Salz

Pfeffer

Zubereitung:

1. Waschen und putzen Sie das Gemüse und schneiden Sie es in mundgerechte Streifen.

2. Verrühren Sie den griechischen Joghurt mit dem Magerquark und der sauren Sahne und würzen Sie mit Salz und Pfeffer.

3. Waschen Sie die Kräuter und vermengen Sie diese mit der Quarkmischung.

4. Servieren Sie den leckeren Kräuterquark mit den Ge-
müse-Sticks.

PIPPI LANGSTRUMPF OMELETTE

Nährwerte: 210 kcal, 3g Kohlenhydrate, 17g Fett, 11g Eiweiß

Zutaten:

2 Eier

3 Champignons

2 TL Butter

1 Spritzer Zitronensaft

1 Cherrytomate und frischen Basilikum als Deko

Salz

Pfeffer

Zubereitung:

1. Verquirlen Sie die Eier mit Salz und Pfeffer und geben Sie diese in eine Pfanne, welche Sie zuvor mit einem Teelöffel Butter erhitzt haben.

2. Schneiden Sie die Champignons klein und braten Sie diese im zweiten Teelöffel Butter an.

3. Schmecken Sie die Champignons mit Zitronensaft, Salz und Pfeffer ab und geben Sie diese zum Omelette hinzu.

4. Garnieren Sie das Omelette mit der Cherrytomate und etwas Basilikum.

DAS PERFEKTE FRÜHSTÜCKSRÜHREI

Nährwerte: 219 kcal, 2g Kohlenhydrate, 19g Fett, 10g Eiweiß

Zutaten:

2 Eier

2 EL Milch

1 EL Margarine

Salz

Schnittlauch

Zubereitung:

1. Schlagen Sie die Eier auf, verquirlen Sie diese mit der Milch und würzen Sie mit etwas Salz.

2. Bringen Sie die Margarine in einer Pfanne zum Schmelzen.

3. Geben Sie die Eiermasse in die Pfanne und lassen Sie diese für einen Moment braten.

4. Schieben Sie das Ei in der Pfanne von außen nach innen und dekorieren Sie es mit etwas Schnittlauch.

KUNG FU PANCAKES

Nährwerte: 235 kcal, 5g Kohlenhydrate, 19g Fett, 11g Eiweiß

Zutaten:

2 Eier

30g Frischkäse, Doppelrahm

1 EL Kokosöl, nativ

1 TL Zitronensaft

1 TL Zimt

1 TL flüssiges Stevia

Salz

Zubereitung:

1. Trennen Sie die Eier vorsichtig.

2. Schlagen Sie das Eiweiß gemeinsam mit dem Zitronensaft steif.

3. Verquirlen Sie Eigelb, Frischkäse, Stevia, Zimt und Salz miteinander.

4. Heben Sie das Eiweiß vorsichtig unter.

5. Erhitzen Sie etwas Kokosöl in einer Pfanne.

6. Geben Sie den Teig in die Pfanne und backen Sie die Pancakes jeweils von beiden Seiten goldbraun aus.

BABY YODA PANCAKES

Nährwerte: 244 kcal, 5g Kohlenhydrate, 16g Fett, 17g Eiweiß

Zutaten:

1 Ei

30g Zucchini, fein geraspelt

30ml Milch

2 EL Mandelmehl

1 EL Butter

½ TL Petersilie

1 Spritzer Limettensaft

1 Prise Backpulver

Salz

Pfeffer

Zubereitung:

1. Verquirlen Sie das Ei mit der Zucchini, der Milch, dem Mandelmehl, der Petersilie, dem Limettensaft und dem Backpulver und würzen Sie alles mit Salz und Pfeffer. Der Teig sollte dickflüssig sein. Sollte dies nicht der Fall sein, geben Sie einfach noch etwas Mandelmehl hinzu.

2. Bringen Sie Butter in einer Pfanne zum Schmelzen und backen Sie darin die Pancakes aus.

3. Bei Bedarf können Sie die leckeren Pancakes mit etwas Sauerrahm oder Kräuterquark servieren und genießen.

AUBERGINENSANDWICH GRIECHISCHER ART

Nährwerte: 261 kcal, 4g Kohlenhydrate, 19g Fett, 17g Eiweiß

Zutaten:

3 Tomatenscheiben

2 Auberginenscheiben, ca. 0,5cm dick

2 Scheiben Mozzarella, ca. 40g

1 TL Pesto

Salz

Pfeffer

Für die Panade:

1 Ei

etwas Parmesan

ein paar Mandeln, gemahlen

Zubereitung:

1. Bestreichen Sie die Auberginenscheiben mit dem Pesto.

2. Belegen Sie eine Seite der Aubergine mit den Tomatenscheiben und Mozzarella.

3. Legen Sie die zweite Auberginenscheibe oben drauf und streichen Sie diese vorsichtig mit dem Ei ein.

4. Vermischen Sie den Parmesan und die gemahlenen Mandeln miteinander und wenden Sie anschließend das Auberginensandwich vorsichtig in der Parmesan-Mandel-Mischung, um das Sandwich zu panieren.

5. Garen Sie das Auberginensandwich in einer Pfanne oder im Kontaktgrill.

6. Nach Belieben servieren und genießen.

Tipp: An Stelle einer Aubergine können Sie ganz einfach auch eine Zucchini verwenden.

FRÜHSTÜCKSMUFFEL

Nährwerte: 271 kcal, 5g Kohlenhydrate, 18g Fett, 22g Eiweiß

Zutaten:

2 Eier

80g Tomaten

30g Schinken

30g Feta light

20g Rucola

Zubereitung:

1. Geben Sie alle Zutaten in eine Schüssel und vermischen Sie diese miteinander.

2. Nach dem Mischen füllen Sie die Masse in die Muffinformen.

3. Backen Sie die Muffins bei 180 °C Ober-/Unterhitze für 20 Minuten im Ofen.

KÄSEBRÖTCHEN

Nährwerte pro Brötchen: 272 kcal, 4g Kohlenhydrate, 19g Fett, 19g Eiweiß

Zutaten für 10 Brötchen:

4 Eier

250g Quark, 20% Fett

200g Mandeln, gemahlen

200g Leinsamenmehl

150g Käse, gerieben

1 TL Backpulver

Salz

Zubereitung:

1. Heizen Sie den Backofen auf 180 °C Ober-/Unterhitze vor.

2. Geben Sie Eier, Quark, 75g vom geriebenen Käse und etwas Salz in eine Schüssel und vermischen Sie alles gut miteinander.

3. Fügen Sie die gemahlenen Mandeln, das Leinsamenmehl und das Backpulver hinzu. Verkneten Sie alles zu einem glatten Teig.

4. Legen Sie ein Backblech mit Backpapier aus.

5. Formen Sie, mit leicht angefeuchteten Händen, etwa zehn Brötchen von gleicher Größe. Legen Sie diese mit ausreichend Abstand auf das Backblech. Die Brötchen werden beim Backen aufgehen.

6. Bestreuen Sie die Brötchen mit dem übrigen Käse und lassen Sie diese für etwa 30 Minuten backen.

THE FLASH OMELETTE

Nährwerte: 273 kcal, 2g Kohlenhydrate, 24g Fett, 14g Eiweiß

Zutaten:
3 Eier
1 EL Butter
Salz
Pfeffer

Zubereitung:
1. Eier in eine Schüssel geben und diese schaumig rühren.

2. Die gut verquirlten Eier mit Salz und Pfeffer würzen.

3. Butter in einer Pfanne schmelzen und die Eiermasse gleichmäßig hinzugeben.

4. Bei schwacher Hitze einige Minuten braten lassen, bis die Unterseite eine gebräunte Farbe bekommt.

ST. PATRICK'S MUFFINS

Nährwerte: 275 kcal, 8g Kohlenhydrate, 19g Fett, 17g Eiweiß

Zutaten:

2 Eier

40g Spinat, roh

25g Feta

20g Zwiebel, rot

15g Tomate, getrocknet

1 TL Olivenöl

1 Knoblauchzehe

Salz

Pfeffer

Muskat, gemahlen

Zubereitung:

1. Heizen Sie den Backofen auf ca. 180 °C mit Umluft vor. Stellen Sie die Muffinformen bereit. Fetten Sie diese ein.

2. Waschen Sie den Spinat und schneiden Sie ihn im Anschluss in Streifen.

3. Schälen Sie die Zwiebel und den Knoblauch und

schneiden Sie diese in kleine Würfel.

4. Erhitzen Sie Olivenöl in einer Pfanne und schwitzen Sie die Zwiebeln und den Knoblauch darin an.

5. Geben Sie den Spinat unter ständigem Umrühren hinzu.

6. Sobald der Spinat geschrumpft und alles fertig durchgegart ist, nehmen Sie alles vom Herd.

7. In einer Schüssel schlagen Sie die Eier auf und vermischen diese mit Gabel oder Schneebesen. Mit Salz, Pfeffer und Muskat würzen.

8. Schneiden Sie den Feta und die getrockneten Tomaten in kleine Stücke und geben Sie diese zu der Eiermasse in die Schüssel hinzu.

9. Geben Sie den Spinat aus der Pfanne hinzu und vermischen Sie alles.

10. Im letzten Schritt verteilen Sie alles auf die Muffinformen und geben diese für ca. 25 Minuten zum Backen in den Ofen. Lassen Sie nach dem Backen alles gut abkühlen.

CHEESESTRINGS

Nährwerte pro Portion: 324 kcal, 2g Kohlenhydrate, 21g Fett, 30g Eiweiß

Zutaten für 4 Portionen:

2 Eier

120g Mozzarella

120g Mandelmehl

100g Käse, gerieben

50g Frischkäse

2 TL Kümmel

½ TL Salz

eine Messerspitze Backpulver

Zubereitung:

1. Heizen Sie den Backofen auf 180 °C Ober-/Unterhitze vor.

2. Legen Sie ein Backblech mit Backpapier aus.

3. Hacken Sie den Mozzarella klein.

4. Geben Sie den Mozzarella gemeinsam mit dem geriebenen Käse und dem Frischkäse in einen Topf. Lassen Sie alles unter Rühren bei geringer Hitze schmelzen.

5. Im Anschluss geben Sie die geschmolzene Käsemischung zusammen mit den Eiern, dem Mandelmehl und dem Backpulver in eine Schüssel. Verrühren Sie alles gut mit einem Handrührgerät und würzen Sie mit etwas Salz.

6. Lassen Sie den Teig für etwa zwei bis drei Minuten abkühlen, damit dieser nicht mehr so klebrig ist und sich besser verarbeiten lässt.

7. Verteilen Sie den Teig gleichmäßig auf dem Backblech und streichen Sie ihn glatt.

8. Schieben Sie das Backblech für etwa 15 Minuten in den Ofen und lassen Sie den Teig backen.

9. Anschließend den gebackenen Teig kurz abkühlen lassen, in Streifen schneiden und mit Kümmel bestreuen.

BIBI BLOCKSBERGS ZAUBERHAFTES TASSENBROT

Nährwerte: 332 kcal, 4g Kohlenhydrate, 30g Fett, 11g Ei-weiß

Zutaten:

1 Ei

30g Mandeln, gemahlen

10g Butter

1 TL Backpulver

Salz

Zubereitung:

1. Vermengen Sie alle Zutaten miteinander.

2. Geben Sie alle Zutaten in einer Tasse für etwa 90 Sekunden in die Mikrowelle. Die Zeit ist dabei von der gewünschten Konsistent und der Leistung der Mikrowelle abhängig. Das Tassenbrot funktioniert selbstverständlich auch im Ofen, dauert dann aber etwas länger.

WILDE KERLE OMELETTE

Nährwerte: 365 kcal, 11g Kohlenhydrate, 25g Fett, 24g Eiweiß

Zutaten:

3 Eier

4 Cherrytomaten

20g Schinken

15g Mozzarella

2 EL Milch, 3,5%

1 TL Butter

Salz

Pfeffer

etwas Schnittlauch

Zubereitung:

1. Vermischen Sie Eier und Milch in einer Schüssel und würzen Sie diese mit etwas Salz und Pfeffer.

2. Braten Sie den Schinken an und platzieren Sie ihn anschließend auf einem Stück Küchenrolle, sodass dieser abtropfen kann.

3. Entfernen Sie die Fettreste aus der Pfanne.

4. Waschen und halbieren Sie die Cherrytomaten.

5. Waschen Sie den Schnittlauch und schneiden Sie ihn klein.

6. Würfeln Sie den Mozzarella in ganz kleine Bällchen.

7. Erhitzen Sie Butter in einer Pfanne.

8. Geben Sie die Eiermasse hinzu, lassen Sie diese für einen kurz Moment stocken und reduzieren Sie im Anschluss die Hitze auf mittlerer Stufe.

9. Die eine Seite des Omeletts belegen Sie nun mit den übrigen Zutaten.

10. Wenden Sie das Omelette nach einigen Minuten und klappen Sie die unbelegte Seite über die andere.

11. Nochmals für einen kurzen Moment kochen lassen und mit etwas Schnittlauch schön anrichten.

HARRY POTTERS ZAUBERBROT

Nährwerte für das gesamte Brot: 2510 kcal, 36g Kohlen-hydrate, 197g Fett, 131g Eiweiß

Zutaten:

6 Eier

2 Zucchini

300g Magerquark

300g Mandeln, gemahlen

Zubereitung:

1. Waschen Sie die Zucchini sorgfältig und reiben Sie diese in eine Schüssel.

2. Salzen Sie die Zucchini und lassen Sie diese für etwa eine Stunde stehen.

3. Heizen Sie in der Zwischenzeit den Backofen auf 180 °C Ober-/Unterhitze vor.

4. Drücken Sie die Zucchini aus und gießen Sie das über-schüssige Wasser ab.

5. Geben Sie die restlichen Zutaten in die Schüssel hinzu und vermischen Sie alles gut miteinander.

6. Würzen Sie den Teig nach Belieben.

7. Fetten Sie eine Kastenform ein und füllen Sie den Teig hinein.

8. Stellen Sie das Zucchinibrot in den Ofen und lassen Sie es für etwa 40 Minuten bei mittlerer Hitze backen.

9. Lassen Sie das Brot abkühlen und genießen Sie dieses im Anschluss.

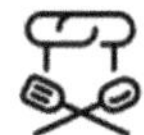

34 Low Carb Frühstücksideen für Teenager – Süße Frühstücksideen

ZITRONENEISTEE

Nährwerte pro 350ml Glas: 6 kcal, 1g Kohlenhydrate, 1g Fett, 1g Eiweiß

Zutaten:
Schwarztee
1 Zitrone
500ml Eiswürfel
Süßungsmittel

Zubereitung:
1. Bereiten Sie den Tee zu und lassen Sie ihn drei Minuten ziehen.

2. Füllen Sie die Eiswürfel in ein Gefäß und gießen Sie den Tee sofort hinzu, damit dieser nicht bitter wird.

3. Geben Sie Süßungsmittel und Zitronensaft dazu und rühren Sie um.

TOMS HIMBEERMARMELADE

Nährwerte: 85 kcal, 12g Kohlenhydrate, 1g Fett, 3g Eiweiß

Zutaten:
250g Himbeeren
250ml Wasser
1 Päckchen Götterspeise Himbeergeschmack
Süßungsmittel

Zubereitung:
1. Bereiten Sie die Götterspeise, wie auf der Packungsbeilage angegeben, mit 250ml Wasser zu.

2. Währenddessen geben Sie die Himbeeren in einen Topf und lassen diese für etwa acht Minuten kochen.

3. Geben Sie nun die Himbeermasse zu der Götterspeise hinzu und süßen nach Belieben.

4. Verrühren Sie alles gut miteinander. Idealerweise pürieren Sie alles mit einem Pürierstab bzw. mit einem Mixer.

5. Füllen Sie die fertige Marmelade in Gläser ab und schrauben diese sofort fest zu. Lassen Sie die Marmelade außerhalb des Kühlschranks abkühlen.

6. Stellen Sie die Marmelade im Anschluss für bis zu acht Tage im Kühlschrank kalt.

JOGHURTTRAUM

Nährwerte pro Portion: 98 kcal, 9g Kohlenhydrate, 4g Fett, 5g Eiweiß

Zutaten für 3 Portionen á 150g:

300g Joghurt, 3,5% Fett

150g TK Himbeeren

Zuckerersatz nach Geschmack

optional ½ Vanilleschote

Zubereitung:

1. Kochen Sie die Himbeeren auf und lassen Sie diese anschließend abkühlen.

2. Vermengen Sie den Joghurt mit dem Zuckerersatz und der Vanilleschote.

3. Füllen Sie die Zutaten portionsweise in Gläser ab.

Tipp: Der Joghurt lässt sich perfekt auch mit anderen Früchten zaubern. An Stelle von Joghurt kann man zudem auch Quark oder Skyr nutzen.

DER DICKE FETTE PFANNKUCHEN

Nährwerte pro Portion: 127 kcal, 4g Kohlenhydrate, 4g Fett, 16g Eiweiß

Zutaten für 2 Portionen:

3 Eiweiß

100ml Sojamilch

50g Mandelmehl

½ TL Backpulver

2 Prisen Salz

Süße

nach Bedarf: Zimt und frische Früchte

Zubereitung:

1. Schlagen Sie die drei Eiweiße zu einem festen Eischnee und stellen Sie diesen beiseite.

2. Geben Sie die Sojamilch gemeinsam mit dem Mandelmehl, dem Backpulver und zwei Prisen Salz in eine Schüssel und verrühren Sie alle Zutaten zu einer glatten Masse.

3. Süßen Sie den Teig nach Belieben.

4. Heben Sie vorsichtig den Eischnee unter den Teig.

5. Geben Sie den fertigen Teig portionsweise in eine er-
hitzte Pfanne und backen Sie die Pfannkuchen aus.

OBELIX' WUNDERPUNSCH

Nährwerte pro Portion: 128 kcal, 12g Kohlenhydrate, 6g Fett, 6g Eiweiß

Zutaten für 2 Portionen:

150g Joghurt, 1,5% Fett

30g Himbeeren

15g Banane

15g Apfel

10g Heidelbeeren

10g Haferflocken

5g Mohn

3 Mandeln, gehackt

1 Walnuss, gehackt

½ TL Kürbiskerne

etwas Agavendicksaft oder anderes Süßungsmittel

Zubereitung:

1. Waschen Sie die Früchte und lassen Sie diese abtropfen.

2. Legen Sie ein paar Beeren für das Topping beiseite und geben Sie die restlichen Beeren in einen Mixer.

3. Schälen Sie die Banane, schneiden Sie diese in Scheiben und legen Sie ein paar Scheiben für das Topping beiseite. Die restlichen Bananenscheiben geben Sie in den Mixer hinzu.

4. Vierteln Sie den Apfel und schneiden Sie das Kerngehäuse heraus. Schneiden Sie den Apfel in dünne Spalten und legen Sie ein paar für das Topping beiseite. Die restlichen Spalten geben Sie in den Mixer.

5. Geben Sie den Joghurt zu den Früchten in den Mixer hinzu und pürieren Sie alles fein.

6. Sie können den Frucht-Joghurt-Smoothie nach Belieben noch mit ein wenig Agavendicksaft oder anderen Süßungsmitteln süßen.

7. Füllen Sie den Smoothie in eine Schüssel und richten Sie die übrigen Zutaten auf der Bowl an.

TARZAN BOWL

Nährwerte pro Portion: 133 kcal, 11g Kohlenhydrate, 2g Fett, 17g Eiweiß

Zutaten für 2 Portionen:

250g Magerquark

½ Banane

1 EL Kakaopulver, entölt

1 EL Blaubeeren

2 TL Sesam

Süße nach Bedarf

Wasser

Zubereitung:

1. Verrühren Sie den Magerquark gemeinsam mit etwas Wasser zu einer cremigen Masse.

2. Geben Sie das Kakaopulver hinzu und rühren Sie alles erneut gut durch. Bei Bedarf fügen Sie etwas Süße hinzu.

3. Verfeinern Sie die Bowl mit Toppings Ihrer Wahl.

FLÜSSIGER BEERENTRAUM

Nährwerte: 157 kcal, 26g Kohlenhydrate, 2g Fett, 3g Ei-weiß

Zutaten:

180g Erdbeeren

80g Brombeeren

80g Heidelbeeren

1 Limette, frisch gepresst

1 Stängel Minze

Wasser nach Bedarf

Zubereitung:

1. Waschen und putzen Sie die Erdbeeren, Heidelbeeren und Brombeeren und lassen Sie diese abtropfen.

2. Waschen Sie die Minze und zupfen Sie die Blätter vom Stiel ab.

3. Geben Sie Beeren, Minze und Limettensaft mit etwas Wasser in einen Mixer. Pürieren Sie alles fein und geben Sie nach Bedarf ein wenig mehr Wasser hinzu. Mixen Sie nochmal alles gut durch.

4. Füllen Sie den Smoothie in Gläser ab und servieren Sie ihn.

DER GOLDENE SMOOTHIE

Nährwerte: 161 kcal, 13g Kohlenhydrate, 7g Fett, 11g Ei-weiß

Zutaten:

130ml Milch

100g Naturjoghurt

50ml Wasser

1 EL Erdnussbutter

Zubereitung:

1. Geben Sie alle Zutaten in einen Mixer und pürieren Sie diese solange, bis eine cremige Konsistenz entsteht.

RAPUNZEL SMOOTHIE

Nährwerte: 168 kcal, 14g Kohlenhydrate, 8g Fett, 5g Eiweiß

Zutaten:

½ Orange

150ml Wasser

100ml Mandelmilch, ungesüßt

50g Ananas

20g Leinsamen

Zubereitung:

1. Geben Sie alle Zutaten in einen Mixer und pürieren Sie diese.

BEEREN-BRÜDER

Nährwerte: 220 kcal, 18g Kohlenhydrate, 1g Fett, 34g Eiweiß

Zutaten:

500g Skyr

eine Handvoll Beeren

1 Spritzer Agavendicksaft zum Süßen

Zubereitung:

1. Mischen Sie den Skyr mit dem Agavendicksaft und verzieren Sie diesen mit Beeren.

SCHNELLER TASSENKUCHEN

Nährwerte: 238 kcal, 5g Kohlenhydrate, 19g Fett, 10g Eiweiß

Zutaten für den Tassenkuchen:

1 Ei

3 EL Mandelmilch

2 EL Mandeln, gemahlen

1 EL Kokosmehl

1 EL Erythrit

1 TL Butter

1 TL Backpulver

Zubereitung:

1. Vermengen Sie die trockenen Zutaten miteinander.

2. Geben Sie die nassen Zutaten hinzu.

3. Füllen Sie alle Zutaten in eine leicht eingefettete, hohe Tasse.

4. Geben Sie die Tasse für etwa zwei Minuten bei 700 Watt in die Mikrowelle.

5. Holen Sie die Tasse heraus und fertig ist der Tassenkuchen.

LOW CARB NUTELLA

Nährwerte pro Portion: 276 kcal, 6,5g Kohlenhydrate, 25g Fett, 4g Eiweiß

Zutaten für 4 Portionen:

100g Haselnüsse

30g Zartbitterschokolade

2 EL Kokosöl

2 EL Backkakao

2 EL Süßstoff

½ Vanilleschote

Salz

Zubereitung:

1. Heizen Sie den Backofen auf 180 °C Ober-/Unterhitze vor.

2. Schälen Sie die Haselnüsse und verteilen Sie diese auf einem mit Backpapier ausgelegten Backblech.

3. Schieben Sie das Backblech für etwa zehn Minuten in den Ofen, um die Haselnüsse zu rösten.

4. Lassen Sie die Haselnüsse abkühlen und geben Sie diese anschließend in einen Mixer. Pürieren Sie die Haselnüsse klein, sodass eine feine Paste entsteht.

5. Lassen Sie die Zartbitterschokolade und das Kokosöl über einem Wasserbad schmelzen und gießen Sie diese zu den Nüssen hinzu.

6. Halbieren Sie die Vanilleschote und kratzen Sie das Mark mit einer Messerspitze heraus.

7. Geben Sie das Mark gemeinsam mit dem Backkakao, dem Süßstoff und etwas Salz in den Mixer.

8. Vermixen Sie alle Zutaten miteinander und geben Sie den Brotaufstrich im Anschluss zur Aufbewahrung in ein Glas mit Deckel und bewahren Sie dieses im Kühlschrank auf.

LEOPARDEN PUDDING

Nährwerte pro Portion: 278 kcal, 10g Kohlenhydrate,19g Fett, 13g Eiweiß

Zutaten für 2 Portionen:

200ml Milch, 3,5% Fett

100ml Kokosmilch

50g Himbeeren

40g Chiasamen

30g Mandeln

2 EL Backkakao

1 EL Süßstoff

Zubereitung:

1. Vermengen Sie Milch, Kokosmilch und Backkakao in einer Schüssel miteinander. Rühren Sie dabei solange, bis sich der Backkakao vollständig aufgelöst hat.

2. Geben Sie die Chiasamen hinzu und vermischen Sie alles gründlich.

3. Stellen Sie den Pudding für etwa 30 Minuten in den Kühlschrank.

4. Im Anschluss geben Sie den Süßstoff hinzu und rühren diesen in den Pudding ein.

5. Verteilen Sie den Pudding auf zwei Schüsseln bzw. Gläser.

6. Hacken Sie die Mandeln klein.

7. Verzieren Sie den Pudding mit den klein gehackten Mandeln und den übrigen Himbeeren.

GRUNDREZEPT HIGH PROTEIN QUARKAUFLAUF

Nährwerte: 354 kcal, 31g Kohlenhydrate, 8g Fett, 39g Eiweiß

Zutaten:

1 Ei

250g Magerquark

125ml Milch

ein halbes Päckchen Puddingpulver

Zubereitung:

1. Heizen Sie den Ofen auf 160 °C Ober-/Unterhitze vor.

2. Vermischen Sie alle Zutaten zu einer gleichmäßigen Masse.

3. Geben Sie alles in eine Auflaufform.

4. Stellen Sie die Auflaufform für etwa eine Stunde in den Backofen. Kontrollieren Sie zwischendurch immer mal wieder die Konsistenz. Falls der Auflauf oben etwas braun werden sollte, decken Sie ihn eventuell ab.

RAUPE NIMMERSATT

Nährwerte: 420 kcal, 3g Kohlenhydrate, 35g Fett, 14g Eiweiß

Zutaten:

100ml Wasser

100ml Kokoscreme

30g Mandeln, gemahlen

2 EL Leinsamen

½ EL Chiasamen

1 TL Schokoladendrops

1 gehäufte Messerspitze Stevia

½ Handvoll Himbeeren

Salz

Zimt

Zubereitung:

1. Erhitzen Sie Wasser und Kokosmilch in einem kleinen Topf.

2. Geben Sie Mandeln, Leinsamen, Chiasamen, Stevia und Salz hinzu.

3. Lassen Sie alles unter Rühren aufkochen.

4. Im Anschluss lassen Sie den Porridge für etwa sechs bis acht Minuten weiterköcheln.

5. Den fertigen Porridge in eine Schüssel geben und mit Schokoladendrops, Himbeeren und Zimt dekorieren.

BOUNTYQUARK

*Nährwerte: 500 kcal, 16g Kohlenhydrate, 32g Fett, 33g Ei-
weiß*

Zutaten:

250g Magerquark

80ml Kokosmilch, dickflüssig

2 EL Kokosraspeln

2 TL Erythrit

Saft und Abrieb von einer unbehandelten Limette

Zubereitung:

1. Verrühren Sie alle Zutaten gut miteinander und richten Sie den Quark an.

2. Stellen Sie den Quark kurz kalt und genießen Sie ihn
dann.

Tipp: Gerne können Sie den Quark zusätzlich mit etwa
50g zuckerfreier Ananas und dem Saft einer Orange verfeinern, um so einen tropischen Pina-Colada-Quark zu
zaubern.

HÄNSEL UND GRETEL MÜSLI

Nährwerte auf 100g: 528 kcal, 6g Kohlenhydrate, 46g Fett, 18g Eiweiß

Zutaten:

3 Eiklar

150g Kokosraspeln

100g Kürbiskerne

100g Sonnenblumenkerne

50g Mandeln, gemahlen

50g Mandeln, gehackt

50g Walnüsse, gehackt

50ml Wasser, lauwarm

4 EL Stevia

Zubereitung:

1. Heizen Sie den Backofen auf 125 °C Ober-/Unterhitze vor.

2. Geben Sie Kokosraspeln, Kürbiskerne, Sonnenblumen-kerne, alle Mandeln und die Walnüsse in eine Schüssel.

3. Rühren Sie das Stevia mit ein.

4. Geben Sie das Eiweiß und 50ml lauwarmes Wasser

hinzu und verrühren Sie alles gut miteinander.

5. Auf einem Backblech legen Sie nun Backpapier aus und verteilen die Müslimischung darauf.

6. Backen Sie das Müsli für etwa 60 Minuten im Ofen. Rühren Sie zwischendurch mehrmals um.

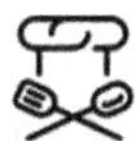

Herzhafte Frühstücksideen

HULKS EIWEIßBROT

Nährwerte pro Portion/40g bei insgesamt 12 Portionen:
85 kcal, 1,4g Kohlenhydrate, 11,6g Fett, 5,8g Eiweiß

Zutaten:

4 Eier

150g Magerquark

50g Mandeln, gemahlen

50g Leinsamen, geschrotet

1 EL Kokos- oder Mandelmehl

½ Packung Backpulver

½ TL Salz

optional Chiasamen, Kürbiskerne, Sonnenblumenkerne

Zubereitung:

1. Heizen Sie den Backofen auf 150 °C Ober-/Unterhitze vor.

2. Geben Sie nach und nach alle Zutaten in eine Schüssel und vermixen Sie diese solange miteinander, bis Sie eine klumpenfreie Masse erhalten.

3. Fetten Sie eine Backform ein und geben Sie die Brotmasse in diese Form hinzu.

4. Stellen Sie die Backform für etwa 45 Minuten in den Ofen. Bei Bedarf können Sie dem Brot gerne noch verschiedene Kern- und Nusssorten beifügen.

5. Nach etwa 45 Minuten können Sie das Brot aus dem Ofen holen und genießen.

ALADDINS ÜBERRASCHUNGSMUFFINS

Nährwerte pro Muffin: 87 kcal, 2g Kohlenhydrate, 6g Fett, 7g Eiweiß

Zutaten:

pro Muffin 1 Ei

etwas Milch

Optionen für die Füllung:

Tomaten

Schinken, Bacon oder Hühnerbrust

Feta oder geriebener Käse

Paprika

Frühlingszwiebeln

Brokkoli

Blumenkohl

Basilikum

Zubereitung:

1. Heizen Sie den Backofen auf 180 °C Ober-/Unterhitze vor.

2. Verquirlen Sie pro Muffin ein Ei mit einem Schuss Milch in einer Schüssel und geben Sie Salz und Pfeffer hinzu.

3. Befüllen Sie die einzelnen Muffinformen mit einer Auswahl der oben genannten Variationsmöglichkeiten und geben Sie im Anschluss die Eiermasse darüber.

4. Stellen Sie die Muffins für etwa 20 Minuten in den Ofen.

5. Die Muffins lassen sich bestens für drei bis vier Tage im Kühlschrank aufbewahren und können somit ganz einfach am Abend zuvor zubereitet werden.

IT'S A WRAP

Nährwerte pro Portion: 143 kcal, 2g Kohlenhydrate, 7g Fett, 17g Eiweiß

Zutaten:
2 Eier
2 große Scheiben Kochschinken
etwas Gemüse nach Wahl
Salz
Pfeffer

Zubereitung:

1. Schneiden Sie das Gemüse klein.

2. Geben Sie das Gemüse in eine Pfanne, braten Sie es kurz an und würzen Sie es anschließend mit etwas Salz und Pfeffer.

3. Verquirlen Sie die Eier in einer Schüssel und geben Sie das Gemüse hinzu.

4. Braten Sie die Masse kurz an, bis diese die Konsistenz eines Rühreis angenommen hat.

5. Nehmen Sie alles vorsichtig aus der Pfanne.

6. Rollen Sie die Ei-Gemüse-Masse in den Schinken ein und sichern Sie die Wraps bei Bedarf mit Zahnstochern.

PIZZA PARTY IM WUNDERLAND

Nährwerte pro Stück: 150 kcal, 1g Kohlenhydrate, 9g Fett, 10g Eiweiß

Zutaten für 3 kleine Waffeln:

3 Eiweiß

100g Käse, gerieben

20g Mandeln, gemahlen

½ TL Backpulver

½ TL Oregano

Salz

Zubereitung:

1. Vermengen Sie das Eiweiß mit dem geriebenen Käse.

2. Geben Sie die gemahlenen Mandeln, das Backpulver und die Gewürze hinzu.

3. Heizen Sie den Backofen auf 200 °C Ober-/Unterhitze vor.

4. Backen Sie die Waffeln im Waffeleisen aus.

5. Legen Sie die Waffeln auf ein Backblech und belegen Sie diese nach Belieben.

6. Überbacken Sie die Waffeln mit Belag im Backofen für etwa fünf bis zehn Minuten.

BAE

Nährwerte: 183 kcal, 3g Kohlenhydrate, 12g Fett, 14g Eiweiß

Zutaten:

2 Eier

2 Lagen Frühstücksspeck

4 Cherrytomaten

frische Kräuter

Salz

Pfeffer

Zubereitung:

1. Braten Sie den Frühstücksspeck in einer heißen Pfanne an und geben Sie diesen im Anschluss auf einen mit Küchenrolle ausgelegten Teller zum Abkühlen.

2. Lassen Sie in derselben Pfanne etwas Butter zerlaufen und braten Sie die Eier an.

3. Halbieren Sie die Cherrytomaten und geben Sie diese zu den Eiern in die Pfanne hinzu.

4. Würzen Sie mit Salz und Pfeffer und richten Sie die Eier gemeinsam mit dem Speck auf einem Teller an.

CAPRESE

Nährwerte: 185 kcal, 5g Kohlenhydrate, 13g Fett, 13g Eiweiß

Zutaten:

150g Tomaten

60g Mozzarella

Salz

Pfeffer

Balsamico

Olivenöl

Basilikum

Zubereitung:

1. Waschen Sie die Tomaten und schneiden Sie diese in gleichmäßige Scheiben.

2. Nehmen Sie den Mozzarella aus der Packung, lassen Sie ihn abtropfen und schneiden Sie diesen ebenfalls in gleichmäßige Scheiben.

3. Drapieren Sie Tomaten und Mozzarella fächernd an.

4. Würzen Sie die Tomaten-Mozzarella-Platte mit Salz und Pfeffer und beträufeln Sie diese mit etwas Balsamico und Olivenöl.

5. Als letzten Schritt belegen Sie die Zutaten noch mit etwas Basilikum und schon ist die leckere Platte fertig.

BAGHIRAS FRITTATA

Nährwerte: 267 kcal, 5g Kohlenhydrate, 21g Fett, 14g Eiweiß

Zutaten:

2 Eier

60g Zucchini

10g Baby-Blattspinat

2 EL Joghurt

1 EL Parmesan, gerieben

1 EL Butter

Salz

Pfeffer

Zubereitung:

1. Heizen Sie den Backofen auf 150 °C Ober-/Unterhitze vor.

2. Schneiden Sie die Zucchini in Scheiben und entfernen Sie beim Spinat die Stängel.

3. Bringen Sie in einer Pfanne Butter zum Schmelzen und braten Sie die Zucchini für etwa zwei Minuten leicht an.

4. Fügen Sie den Spinat in die Pfanne hinzu.

5. Verrühren Sie Eier, Joghurt und Parmesan miteinander und schmecken Sie alles mit Salz und Pfeffer ab.

6. Gießen Sie die Mischung über die Zucchini und den Spinat und lassen alles für etwa zwei Minuten stocken.

7. Lassen Sie die Pfanne mit den Zutaten nun im Backrohr für etwa sechs Minuten fertig garen.

8. Nehmen Sie die fertige Frittata aus der Pfanne und genießen Sie das leckere Frühstück.

SPIEGELEI IM AVOCADOBAD

Nährwerte: 300 kcal, 1g Kohlenhydrate, 29g Fett, 6g Ei-weiß

Zutaten:

1 Ei

eine halbe Avocado

Salz

Pfeffer

Petersilie

Zubereitung:

1. Heizen Sie den Backofen auf 200 °C Ober-/Unterhitze vor.

2. Halbieren Sie eine Avocado und entfernen Sie bei der Hälfte, die keinen Kern hat, das Innere.

3. Schlagen Sie das Ei in einer Tasse auf und füllen Sie die Eiermasse behutsam in die Avocado.

4. Geben Sie die Avocado in den Ofen und backen Sie diese für etwa 15-20 Minuten.

5. Würzen Sie die fertige Spiegelei-Avocado mit Salz, Pfeffer und Petersilie und richten Sie alles gemeinsam mit dem Fruchtfleisch an.

PETER PAN MUFFINS

Nährwerte pro Portion: 322 kcal, 6g Kohlenhydrate, 22g Fett, 20g Eiweiß

Zutaten für 4 Portionen:

6 Eier

1 Avocado

200g Spinat

60g Käse, gerieben

60g Hüttenkäse

1 TL Leinsamen

Zubereitung:

1. Heizen Sie den Backofen auf 180 °C Ober-/Unterhitze vor.

2. Schneiden Sie die Avocado auf und geben Sie das Fruchtfleisch in eine Schüssel.

3. Hacken Sie den Spinat klein.

4. Vermengen Sie alle Zutaten in einer Schüssel miteinander.

5. Fetten Sie die vier Muffinformen mit Kokosöl oder Butter ein.

6. Gießen Sie die Mischung in die Formen.

7. Lassen Sie die Muffins für etwa zehn bis 15 Minuten im Ofen backen, bis diese goldbraun und gar sind.

OMELETTE AUS EINEM LAND VOR UNSERER ZEIT

Nährwerte: 344 kcal, 5g Kohlenhydrate, 25g Fett, 24g Eiweiß

Zutaten:

3 Eier

80g Champignons

30g Schinken, gekocht

10g Butter

50ml Milch

Salz

Pfeffer

Kräuter

Zubereitung:

1. Putzen Sie die Champignons und schneiden Sie diese in Stücke.

2. Würfeln Sie den Schinken und hacken Sie die Kräuter klein.

3. Trennen Sie die Eier und schlagen Sie das Eiweiß steif.

4. Vermengen Sie das Eigelb mit der Milch und den Kräutern und würzen Sie alles mit Salz und Pfeffer.

5. Heben Sie den Eischnee vorsichtig unter.

6. In einer Pfanne erhitzen Sie Butter und braten Schinken und Champignons an.

7. Im Anschluss geben Sie die Eiermasse und die Schinken-Pilz-Mischung in die Pfanne und vermischen beides miteinander.

8. Lassen Sie die Masse für etwa drei Minuten bei niedriger Temperatur stocken.

9. Decken Sie die Pfanne mit einem Deckel ab und lassen alles für weitere zehn Minuten stocken.

10. Wenden Sie die Masse.

11. Erneut alles für drei Minuten kochen lassen bzw. solange, bis beide Seiten goldbraun sind.

12. Das Omelette vorsichtig aus der Pfanne heben und genießen.

OMELETTE-MUFFINS AUS 1001 NACHT

Nährwerte: 354 kcal, 4g Kohlenhydrate, 26g Fett, 25g Eiweiß

Zutaten:

2 Eier

60g Tomaten

25g Mozzarella

25g Cheddar

25g Spinat

15g Lachs

Salz

Pfeffer

Zubereitung:

1. Heizen Sie den Backofen auf 180 °C Ober-/Unterhitze vor.

2. Verquirlen Sie die Eier mit Salz und Pfeffer.

3. Hacken Sie die Tomaten, den Mozzarella und den Spinat in kleine Stücke.

4. Befüllen Sie die Muffinformen jeweils mit Lachs, Mozzarella und Tomaten, Cheddar und Spinat.

5. Teilen Sie nun die Eiermasse gleichmäßig auf die Muffinformen auf.

6. Schieben Sie die Omelette-Muffins in den Ofen und backen Sie diese für etwa 20 Minuten goldbraun.

7. Lassen Sie die Muffins kurz abkühlen und servieren Sie diese dann.

SHREKS LIEBLINGS-LOW-CARB-QUICHE

Nährwerte pro 300g Portion: 358 kcal, 5g Kohlenhydrate, 24g Fett, 27g Eiweiß

Zutaten:

3 Eier

250g TK Spinat

100g Reibekäse oder Käse am Stück

1 große Zwiebel

1 Knoblauchzehe

1 EL Olivenöl

Salz

Pfeffer

Zubereitung:

1. Heizen Sie den Backofen auf 180 °C Ober-/Unterhitze vor.

2. Halbieren Sie die Zwiebel und schneiden Sie diese in feine Scheiben.

3. Hacken Sie die Knoblauchzehe klein.

4. In einer Pfanne erhitzen Sie nun das Olivenöl und dünsten die Zwiebel darin an.

5. Geben Sie den gefrorenen Spinat und den Knoblauch in die Pfanne hinzu.

6. Dünsten Sie den Spinat so lange, bis die gesamte Flüssigkeit verdampft ist.

7. In einer Schüssel verquirlen Sie die Eier miteinander und salzen und pfeffern diese.

8. Heben Sie sowohl den Käse, als auch die Spinat-Mischung unter.

9. Geben Sie die Zutaten aus der Schüssel in eine Quiche- oder eine normale Springform.

10. Lassen Sie das Quiche für etwa 15 Minuten garen.

PINOCCHIO FRITTATA

Nährwerte: 412 kcal, 10g Kohlenhydrate, 28g Fett, 29g Eiweiß

Zutaten:

2 Eier

80g Spinat, roh

70g Feta

20g Champignons

1 Scheibe Schinken, gekocht

2 Stück Cherrytomaten

1 TL Kokosöl, nativ

Salz

Pfeffer

Zubereitung:

1. Waschen Sie Spinat, Champignons und Tomaten.

2. Schneiden Sie die Tomaten, eine Scheibe Schinken und die Champignons klein und bringen Sie diese in einer Pfanne mit etwas Kokosöl zum Erhitzen.

3. Nach einigen Minuten geben Sie den Spinat hinzu. Dieser verliert viel Wasser und dadurch Volumen.

4. Schlagen Sie die Eier in einer Schüssel auf und bröseln Sie den Feta-Käse hinzu. Im Anschluss würzen Sie mit Salz und Pfeffer.

5. Die Pfanne mit den Zutaten auf mittlere Hitze reduzieren und das Eier-Feta-Gemisch hinzugeben und stocken lassen. Dabei nicht mehr rühren.

6. Ist die Masse fest geworden, halbieren Sie diese und servieren das leckere Gericht.

POPEYES FRÜHSTÜCK

Nährwerte: 431 kcal, 14g Kohlenhydrate, 32g Fett, 19g Eiweiß

Zutaten:

2 Eier

250g Spinat, roh

75g Champignon

1 EL Olivenöl

Salz

Pfeffer

Zubereitung:

1. Waschen Sie den Spinat und trocknen Sie ihn gut ab.

2. Putzen Sie die Champignons und schneiden Sie diese in Scheiben.

3. In einer Pfanne erhitzen Sie Öl und braten die Champignons für etwa sechs Minuten an. Im Anschluss nehmen Sie diese aus der Pfanne und stellen sie zur Seite.

4. Geben Sie nun den Spinat mit in die Pfanne und fügen Sie etwa zwei Esslöffel Wasser hinzu. Lassen Sie alles für fünf bis acht Minuten köcheln. Gießen Sie das überschüssige Wasser ab.

5. Geben Sie die Champignons in die Pfanne und würzen Sie diese mit Salz und Pfeffer.

6. Schieben Sie den Spinat muldenförmig an zwei Stellen zur Seite, sodass sie in der Mitte die Eier aufschlagen können.

7. Lassen Sie alles für etwa fünf bis sieben Minuten bei mittlerer Hitze kochen, bis die Eier die Festigkeit haben, die Sie bevorzugen. Zum Abschluss alles nochmal gut mit Salz und Pfeffer würzen und servieren.

HEIDIS WEIßE BRÖTCHEN

Nährwerte: 547 kcal, 13g Kohlenhydrate, 30g Fett, 40g Eiweiß

Zutaten:

3 Eier

200g Frischkäse, körnig, 0,8% Fett

45g Flohsamenschalen

1 Prise Backpulver

Salz

optional Sesam

Zubereitung:

1. Vermischen Sie alle Zutaten bis auf 1 Eigelb in einer Schüssel und lassen Sie alles für zehn Minuten ziehen.

2. Heizen Sie in der Zwischenzeit den Backofen auf 160 °C Ober-/Unterhitze vor. Stellen Sie zudem ein Backblech mit Backpapier bereit.

3. Formen Sie etwa drei bis vier Brötchen aus der Teigmasse und lassen Sie diese für ca. 35 Minuten im Ofen backen.

4. Nehmen Sie die Brötchen für einen kurz Moment aus dem Ofen heraus und bestreichen Sie diese mit dem übrigen Eigelb. Optional können Sie die Brötchen auch mit etwas Sesam bestreuen.

5. Im Anschluss geben Sie die Brötchen erneut für ca. 15 Minuten in den Ofen.

6. Schalten Sie für die letzten fünf bis zehn Minuten Backzeit die Grillfunktion bei 250 °C ein und behalten Sie die Brötchen stets im Auge.

7. Die Brötchen nach fünf bis zehn Minuten aus dem Ofen nehmen, abkühlen lassen und genießen.

SPIDERMAN FRITTATA

Nährwerte: 600 kcal, 8g Kohlenhydrate, 48g Fett, 33g Eiweiß

Zutaten:

2 Eier

60g Feta

60g Mozzarella

½ Zucchini

½ rote Paprikaschote

1 EL Olivenöl

Salz

Pfeffer

Zubereitung:

1. Erhitzen Sie Öl in einem Topf.

2. Schneiden Sie das Gemüse klein, geben es in den Topf und lassen Sie dieses kurz im Öl anschwitzen.

3. Verquirlen Sie die Eier und würzen Sie diese mit Salz und Pfeffer.

4. Verteilen Sie die Eiermasse über dem Gemüse und bedecken Sie alles mit Käse.

5. Lassen Sie alles abgedeckt für etwa sieben bis acht Minuten bei mittlerer Hitze stocken.

6. Im Anschluss alles für etwa zwei Minuten unter dem heißen Backofengrill garen lassen.

7. Nehmen Sie die Frittata aus dem Ofen und lassen Sie diese für etwa zwei Minuten ruhen.

8. Schneiden Sie die Frittata in Stücke und Sie servieren diese.

GRÜNE PANCACKES

Nährwerte: 743 kcal, 10g Kohlenhydrate, 65g Fett, 20g Ei-weiß

Zutaten:

1 Avocado

2 Eier

80ml Milch, 1,5%

20g teilentöltes Kokosmehl

1 EL Erythrit

1 EL Kokosöl, nativ

1 TL Butter

0.5 TL Backpulver

0.5 TL Vanilleextrakt

Zubereitung:

1. Entfernen Sie Schale und Kern der Avocado. Schneiden Sie diese in Stücke und pürieren Sie sie, gegebenenfalls mit einem Stabmixer, gut.

2. Rühren Sie die Eier mit dem Erythrit und etwas Vanilleextrakt schaumig.

3. Geben Sie Milch, Kokosmehl, Backpulver und ge-schmolzenes Kokosöl hinzu und verrühren alles mit-einander.

4. Rühren Sie die Avocado unter.

5. In einer Pfanne erhitzen Sie etwas Butter und geben anschließend etwas Teig hinzu.

6. Backen Sie die Pancakes auf niedriger Stufe, bis diese goldbraun sind.

Die richtigen Lebensmittel

EINKAUFSLISTE

Für die Low Carb Ernährung ist es wichtig, Kohlenhydratfallen zu vermeiden. Gesunde Lieferanten von Kohlenhydraten sind essentiell, da diese wertvolle Ballaststoff liefern und gesunde und vollwertige Speisen im Ernährungsplan ermöglichen. Im Gegensatz dazu lassen Produkte, die stark industriell verarbeitet sind, den Blutzuckerspiegel schnell und drastisch ansteigen, wobei keine wirkliche Sättigung gegeben ist.

Diese Produkte verlierend während der Verarbeitung wichtige Vital- und Ballaststoffe, um so länger haltbar gemacht zu werden. Zu den Lebensmitteln, in denen so genannte Kohlenhydratfallen lauern, zählen Milchprodukte wie fertiger Fruchtquark, Milchmixgetränke oder Milchreis. Beim Fisch und Fleisch sollten Sie möglichst nur reduziert zu Fischstäbchen, paniertem Schnitzel oder Frikadellen greifen. Auch Trockenobst, Fruchtkompott und Dosenobst ist reich an Kohlenhydraten. Ferner sind Pommes, Pizza, Kroketten, Obst- und Fruchtsäfte, Softdrinks, Ketchup, Soßen und Süßigkeiten voll von verarbeiteten Kohlenhydraten.

Bei einer kohlenhydratarmen Ernährungsweise dürfen verstärkt gesunde Fette und eiweißreiche Produkte verzehrt werden. Bevorzugen Sie hierbei pflanzliche Fette, die reich an ungesättigten Fettsäuren sind. Auch Milchprodukte eignen sich gut für eine Low Carb Ernährung. Achten Sie dabei jedoch darauf, verstärkt auf die 1,5% und 3,5% Produkte zurückzugreifen. Auch die meisten Käsesorten sind sehr kohlenhydratarm und dürfen deshalb häufig im Speiseplan stehen.

Im Folgenden finden Sie eine Einkaufsliste für den nächsten Supermarktbesuch, damit Sie die hier vorgestellten leckeren Rezepte auch erfolgreich zu Hause nachkochen können.

Gemüse

- grüne Gemüsesorten (Gurke, Zucchini, Spinat, Sellerie, Frühlingszwiebel, Brokkoli)
- Blattsalate (Rucola, Kopfsalat)
- Tomaten
- Paprika

- Champignons
- Zwiebel
- Auberginen
- Blumenkohl
- Kräuter (Petersilie, Schnittlauch, Basilikum, Minze)
- Knoblauch

Obst

- Beeren (Heidelbeeren, Himbeeren, Erdbeeren, Brombeeren, Kirschen)
- Kiwi
- Pfirsich, Aprikosen
- Avocado
- Zitrusfrüchte (Orangen, Zitronen, Limette, Clementine)
- Apfel
- Banane
- Ananas

Milchprodukte

- Joghurt (Naturjoghurt, Skyr, griechischer Joghurt)
- Magerquark, Quark
- Milch (Fettarme Milch, Vollmilch, Mandelmilch (ungesüßt), Sojamilch, Kokosmilch, Kokoscreme, Buttermilch, Magermilch)
- Käse (Mozzarella, Feta, Parmesan, Cheddar, Reibekäse, Hüttenkäse)
- Frischkäse, körniger Frischkäse

- Butter, Margarine
- Sahne (Schlagsahne, saure Sahne)

Eier

Fleisch, Wurstwaren und Fisch

- Schinken, Bacon, Speck
- Hühnerbrust
- Lachs

Öle

- Kokosöl
- Olivenöl
- Balsamico

Nüsse und Samen

- Mandeln (gehobelt, gehackt, gemahlen, zermahlen)
- Chiasamen
- Kokosraspeln
- Leinsamen (geschrotet, gemahlen)
- Flohsamenschalen
- Kürbiskerne
- Sonnenblumenkerne
- Walnüsse
- Haselnüsse
- Hanfsamen
- Paranüsse

- Sesam
- Mohn

Getreide
- Grieß, Weizenkleie
- Mehl (Mandelmehl, Leinsamenmehl, Kokosmehl)
- Haferflocken

Sonstiges
- Süßungsmittel wie Erythrit, Stevia, Agavendicksaft
- Tee
- Pesto
- Aroma (Mandel, Vanille)
- Vanilleschote
- Backkakao, Kakaopulver
- Backpulver
- Erdnussbutter
- Zartbitterschokolade, Schokoladendrops
- Puddingpulver, Götterspeise
- Gewürze (Salz, Pfeffer, Zimt, Oregano, Muskat, Kümmel)

Überraschung

BONUSKAPITEL 1: SPAREN BEIM EINKAUF

Wer freut sich nicht über ein paar eingesparte Euros beim Einkaufen? Auch der wöchentliche Familieneinkauf im Supermarkt oder Discounter kann mit einigen einfachen Tipps ab heute etwas günstiger sein.

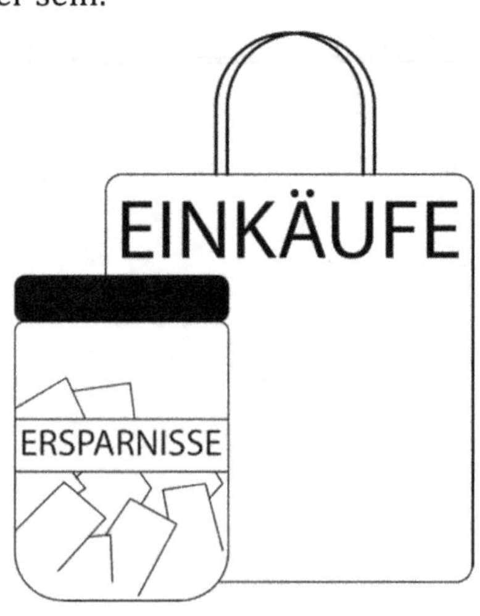

Schreiben Sie sich einen Einkaufszettel mit den wichtigsten Lebensmitteln für die kommenden Mahlzeiten. Teilen Sie Ihren Einkaufszettel dabei nach den Bereichen des Supermarkts auf, um wiederholte Wege durch die einzelnen Gänge zu vermeiden. Kaufen Sie nur das ein, was auf Ihrem Zettel steht. So bringen Sie sich nicht in Versuchung, Lebensmittel zu kaufen, die Sie für Ihre geplanten Speisen gar nicht benötigen. Versuchen Sie außerdem, nur ein Mal pro Woche einkaufen zu gehen. Mehrmalige Wege in den Supermarkt können das Gehirn austricksen. In der Folge denken Sie, dass Sie noch gar nicht so viel Geld ausgegeben haben. Dabei wissen wir alle nur zu gut, dass sich jeder Einkauf läppert und so ein großes Loch in den Geldbeutel reißen kann.

Im Supermarkt oder im Discounter sollten Sie zu No-Name Marken anstatt zu überteuerten Markenprodukten greifen. Die No-Name Produkte unterscheiden sich geschmacklich oft nicht von der teuren Markenware, sind dafür aber umso kostengünstiger. Diese Produkte finden Sie meistens unter der jeweiligen Eigenmarke des Discounters bzw. Supermarktes. Zudem befinden sich die No-Name Produkte oftmals direkt neben der Markenware, da diese als Ankerprodukte für die Supermärkte fungieren. Sie sind meistens so platziert, dass diese dem Kunden zuerst ins Auge springen, da Supermärkte durch den Verkauf dieser viel Geld einnehmen können. Hierbei muss auch angemerkt werden, dass die

Ware, die sich über und unter diesen Ankerprodukten befindet, oftmals ebenfalls günstiger ist. Außerdem sind die meisten Regale in den Supermärkten und Discountern für Rechtshänder optimiert. Das bedeutet, dass die günstigeren Produkte in vielen Fällen zu Ihrer linken stehen. Durch diese gezielte Platzierung der Ware hoffen Supermärkte darauf, dass Kunden zu den teureren Produkten greifen.

Gehen Sie nach Möglichkeit lokal und saisonal einkaufen, da Lebensmittel beispielsweise auf Wochenmärkten oft günstiger sind. Zudem bekommt man kurz vor Feierabend auf Wochenmärkten oder auch beim Bäcker bis zu 50% Nachlass auf bestimmte Produkte. Auch Gewürze bekommt man vermehrt zu einem günstigeren Preis auf Asia-Märkten. In der Feinkostabteilung des Supermarktes können diese gerne mal das Doppelte kosten.

Darüber hinaus sind Lebensmittel wie Obst und Gemüse besonders teuer, wenn man diese außerhalb der Saison kauft. Sie müssen im Vorfeld erst nach Europa importiert werden, wodurch der hohe Preis im Supermarkt zustande kommt. Obst und Gemüse können Sie zudem oft auch kurz vor Ladenschluss preisgünstiger erwerben, da diese aufgrund von Druckstellen häufiger reduziert werden.

Versuchen Sie, kurz vor Ladenschluss einkaufen zu gehen. Dadurch sind Sie gezwungen, gezielt nur das einzukaufen, was sich auch auf Ihrem Einkaufszettel befindet. Durch die erhöhte Konzentration auf das Abhaken der Lebensmittel auf Ihrem Zettel, sind Sie weniger anfällig für die ganzen Verlockungsangebote in den Regalen.

Kaufen Sie auf Vorrat. Falls Ihnen wichtige Grundnahrungsmittel zu Hause fehlen, tendieren Sie eher dazu, Essen zu bestellen. Zusätzlich sind Familienpackungen oft günstiger und können ganz leicht in der Speisekammer verstaut werden.

Lassen Sie die Finger von vermeintlichen Sonderangeboten, da diese nicht zwingend günstiger sind, sondern vielleicht im regulären Verkauf einfach nicht gefragt sind. Auch Lock-Angebote vor der Kasse sind gefährlich. Nach dem Einkauf ist man erschöpft und hat einen niedrigen Blutzuckerspiegel. Aus diesem Grund befinden sich dort meist auch Süßigkeiten, zu denen man an dieser Stelle vermehrt greift.

Zudem sollten Sie auf die Produkte achten, bei denen das Mindesthaltbarkeitsdatum kurz vor dem Ablauf steht. Diese Waren sind oft reduziert. Benutzen Sie einen Einkaufskorb an Stelle eines Einkaufswagen, damit Sie nicht in Versuchung geraten, nicht benötige Lebensmittel zu kaufen. Beachten Sie die Wühltische, da sich dort vermehrt günstige Angebote befinden. Vergleichen Sie immer den Grundpreis unterschiedlicher Produkte bei gemeinsamer Menge, denn es ist nicht immer direkt erkennbar, welcher Preis nun der günstigere ist. Zuletzt sollten Sie sich immer Trage- bzw. Papiertüten von zu Hause mitbringen. Das schont nicht nur den Geldbeutel, sondern ist auch noch gut für die Umwelt.

Zusammenfassung

Viele kleine Tipps können ganz einfach dabei helfen, etwas Geld beim Einkaufen zu sparen, ohne dass dabei die Qualität der Lebensmittel verloren geht.

Einkaufszettel sind eine super Möglichkeit, um einen übersichtlichen Überblick über die benötigten Lebensmittel zu behalten. Man läuft weniger Gefahr, teuren und ungesunden Versuchungen zu verfallen. Diese befinden sich in fast jeder Ecke des Supermarktes bzw. Discounters. Greifen Sie auf die Hausmarken des Supermarktes zurück, da sich diese nur kaum oder gar nicht geschmacklich unterscheiden, dafür aber nur den Bruchteil des Markenprodukts kosten. Schauen Sie um sogenannte Ankerprodukte herum, da sich dort in den meisten

Fällen die günstigeren Produkte befinden. Kaufen Sie lokal und vor allem saisonal ein, da Sie so höhere Preise, aufgrund von hohen Importkosten, umgehen können.

Gehen Sie kurz vor Ladenschluss einkaufen, um so gezielt nur das zu kaufen, was Sie für die kommenden Speisen benötigen. Außerdem lohnt es sich, auf Vorrat zu kaufen. Familienpackungen bzw. Lebensmittel in großen Mengen rechnen sich oft mehr, als ein Produkt mehrmals zu besorgen. Hinterfragen Sie vermeintliche Sonderangebote und achten Sie auf Lebensmittel, deren Mindesthaltbarkeitszeit fast vorüber ist. Auch der direkte Vergleich von Preis und Inhalt kann Ihnen dabei helfen, etwas Geld einzusparen.

Bonuskapitel 2: Konfliktleichtigkeit für Familien

Abschließend möchte ich Ihnen gerne noch den Konfliktnavigator vorstellen. Dieser hilft Ihnen dabei, die gewaltfreie Kommunikation mit Kindern Schritt für Schritt zu erlernen. Der Konfliktnavigator ist ein Videokurs für die ganze Familie und unterstützt Sie bei vielen Ihrer Ziele. Lernen Sie, wie Sie mehr Leichtigkeit und Ruhe in Ihren Familienalltag integrieren können und bauen Sie mithilfe des Konfliktnavigators eine bessere Beziehung zu Ihren Liebsten auf. Er wird Ihnen helfen zu erlernen, wie Sie Ihrer Vorbildfunktion gegenüber den Jüngsten der Familie gut nachkommen können. Zudem lernen Sie, wie Sie verständnisvoller werden und wie Sie mit Ihrem Partner das optimale Elternteam für Ihre Kinder bilden.

Der Konfliktnavigator gibt Ihnen nicht nur wertvolle Tipps und Tricks, sondern unterstützt Sie auch dabei, das erlernte Wissen in der Praxis umzusetzen. Zudem beinhaltet dieser tolle Videokurs viele Extras. Sie bekommen acht verschiedene Module, welche Ihnen alle jeweils unterschiedliches Wissen vermitteln. Dabei erfahren Sie unter anderem relevante Informationen zu den Basics der Konfliktleichtigkeit, dem Umgang mit unangenehmen Gefühlen, den verschiedenen persönlichen Bedürfnissen, aber auch alles zum Thema Zuhören, Konflikte und wie man mit diesen richtig umgeht. Darüber hinaus beinhaltet der Konfliktnavigator über 40 wertvolle und praktische Videos, sowie Skripte mit Übungen. Ferner bekommen Sie tolle Bonusgeschenke und die persönliche Unterstützung vom ganzen Team.

Überzeugen Sie sich selbst von diesem tollen Videokurs, den auch zahlreiche Eltern lieben, welche an ihm teilgenommen haben. Dabei schätzen diese sehr, dass die Themen übersichtlich aufbereitet und die Videos sehr anschaulich sind und eine solide Grundlage für eine gute Kommunikation legen. Außerdem gefällt den Teilnehmern, dass der Konfliktnavigator zeitunabhängig ist und man die einzelnen Punkte immer und immer wieder erneut durchsehen kann. Zusätzlich hilft er, ruhig und entspannt zu werden und stressfrei durch den Alltag zu kommen. Webinare ermöglichen ferner das Stellen von Livefragen und das exakte Formulieren und Beispiele helfen den Eltern, bessere Ausdrücke zu wählen.

Worauf warten Sie also? Überzeugen Sie sich von diesem tollen Angebot und greifen Sie direkt zu! Den Konfliktnavigator finden Sie unter https://www.ily-aru.com/konfliktlösungfamilie. Ich wünsche Ihnen ganz viel Spaß und gutes Gelingen!

Schlusswort

Ich habe versucht, mit diesem Ratgeber so kurz, kompakt und nützlich wie möglich alle wichtigen Informationen zum Thema "Abnehmen für Kinder und Teenager mit Low Carb" zusammenzufassen.

Ich hoffe natürlich, dass dieser Ratgeber hilfreich für deine Kinder ist und sie dabei unterstützt, erfolgreich ein paar Kilogramm abzunehmen. Falls ja, dann wäre es super nett von dir, wenn du mir bei Amazon deine Rezension für diesen Ratgeber hinterlassen würdest. So unterstützt du mich und hilfst mir dabei, diesen Ratgeber für noch mehr Menschen zugänglich zu machen. Außerdem hilfst du damit auch anderen Menschen, ihren Traumkörper und ihr Wunschgewicht zu erreichen.

Noch mehr Informationen, Tipps und Strategien zu den Themen Abnehmen, Gesundheit und Fitness findest du übrigens auch auf meiner Webseite www.Bauchspeck-Weg.com sowie auf meinem YouTube Kanal: https://www.bauchspeck-weg.com/YT

Abonniere also bitte auch meinen YouTube Kanal und hinterlasse mir ein paar Kommentare und Likes und denke bitte auch daran, meine Videos mit deinen Freunden, Bekannten sowie deiner Familie zu teilen. So unterstützt du mich und hilfst auch anderen Menschen dabei, erfolgreich abzunehmen. Hier ist ein Direktlink zum Kanalabo: https://www.bauchspeck-weg.com/YT

Und noch einmal: Falls dir dieser Ratgeber gefallen hat und für dich hilfreich war, dann hinterlasse mir doch bitte eine ehrliche Bewertung bei Amazon. Das ist mir besonders wichtig, da du mit deiner Rezension anderen Personen dabei hilfst, eine gute Kaufentscheidung zu treffen, wodurch auch diese Menschen eine Chance dazu bekommen, erfolgreich abnehmen zu können.

Vielen Dank für deine Zeit und hoffentlich bis bald. Ich wünsche dir noch einen wunderschönen Tag und einen traumhaften Körper!

Liebe Grüße,   *Ilya Ru*

Hilfreiche Links

Bonusmaterial zum Buch:

https://www.bauchspeck-weg.com/bonusabfkut

GRATIS ABNEHMTIPPS:

https://www.bauchspeck-weg.com/newsletter/

Bauchspeck Weg YouTube Kanal für weitere hilfreiche Tipps und Strategien abonnieren:

https://www.bauchspeck-weg.com/YT

Bauchspeck Weg Blog:

https://www.bauchspeck-weg.com/

Gesunde, leckere und 100% praxiserprobte Ernährungspläne und Rezepte:

https://www.bauchspeck-weg.com/ernaerungsplaene

Willst du über Nacht bis zu 1 kg Fett verlieren? Hier erfährst du wie:

https://www.bauchspeck-weg.com/flacherbauch

www.ingramcontent.com/pod-product-compliance
Lightning Source LLC
Chambersburg PA
CBHW061752250726
48657CB00001B/89